신경 청소 혁명

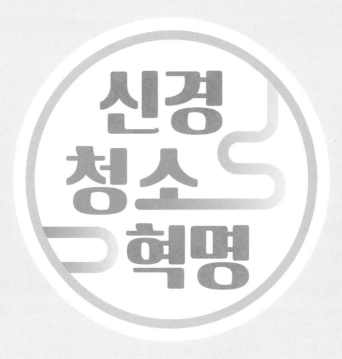

신경 청소 혁명

구도 치아키 지음 | 김은혜 옮김

비타북스

신경을 젊게 만드는 것이
최강의 건강법이다

이 책은 '노화된 신경'이 각종 질병의 원인이 되므로, 신경을 젊게 만들어 병에 걸리지 않는 몸을 만들자고 말한다. 노화된 신경이 각종 질병을 초래한다니, 그게 대체 무슨 말일까? 신경을 두고 '늙는다', '젊어진다'라고 표현하는 것 자체가 우리에게는 상당히 낯설다. 그러니 당연히 '신경이 젊어진다는 게 무슨 말이지? 신경도 나이가 든다고?' 이런 의문을 갖게 된다. 자율신경 조절에 대한 책은 이미 많이 있어서 우리에게 익숙하게 다가오지만, 신경을 젊게 만들라고 하는 책은 처음이기 때문이다.

나는 지금까지 다양한 질병을 호소하는 환자를 39만 명 이상 만났다. 뇌신경외과의라고 말하면 뇌출혈이나 파킨슨병처럼 뇌와 신경에 관련된 무거운 질병만 전문으로 한다고 생각하는 경우가 대부분이다. 그러나 나는 뇌신경외과의이지만 동네 개업의이기도 해서 다양한 증상을 가진 환자들을 만날 기회가 더욱 많았다. 환자들은 다음과 같은 고민들을 안고 병원을 찾아왔다.

"혈압이 떨어지지 않아요."
"머리가 아파요."
"가까운 게 잘 보이지 않아요."
"어깨가 올라가지 않아요."
"변비가 나아지지 않아요."

언뜻 보면 뇌 혹은 신경과 관계없어 보이는 증상도 있었다. 하지만 나는 어떠한 증상이든 환자 가까이에서 목소리를 듣고, 어떻게 하면 환자들의 고민을 해결할 수 있을지 고민하며 조금이라도 증상이 개선될 수 있도록 노력해왔다. 이처럼 다양한 질병과 마주하며 환자들을 치료하던 중, 나는 하나의 해결법에 다다르게 되었다. 그것은 바로 이 책의 내용이 될 '신경을 젊게 만드는 건강법'이다.

많은 환자들을 진료하면서 각종 질병의 원인이 '신경'과 관계가 있다는 것을 알게 되었다. 다시 한번 신경의 중요성을 깨달았고, 이 건강법을 만들게 되었다. 더욱 놀라운 것은 치료 효과였다. 고혈압, 고혈당, 변비, 치매와 같은 건강에 대한 고민이나 어깨 결림, 무릎 통증, 요통, 두통 등 몸과 관련된 고민, 그리고 초조함, 걱정, 의욕 저하와 같은 마음의 고민 등이 신경을 젊게 만들자 점점 개선되었다. 이 건강법만을 실천했을 뿐인데, 수많은 환자들이 건강, 몸, 마음의 고민에서 해방된 것이다.

그렇다면 도대체 어떻게 해야 '신경을 젊어지게' 할 수 있을까? 아주 간단하다. '신경 청소'를 하면 된다. 책을 읽다 보면 '네? 정말로 이것뿐이라고요?'라는 생각이 들 정도로 방법이 간단하다. 뇌신경외과의로서 모든 지식과 경험, 노하우를 응축해 만든 알짜배기 방법이며, 실제로 건강을 회복한 환자들이 그 효과를 증명한 안전하고 신뢰할 만한 건강법이다.

신경 청소를 통해 신경을 젊게 만들면, 여러분도 각종 질병을 예방하고 병에 걸리지 않는 몸을 얻을 수 있다.

신경은 목숨을 연결하는 생명선

'신경'이라는 말을 들으면 어떤 생각이 떠오르는가? 신경은 뇌의 명령을 몸에 전달하는 역할을 한다는 것, 신경에는 전기신호가 흐른다는 것, 운동신경이 좋거나 나쁘다고 표현하는 것, 이것들 모두 정답이지만 덧붙여 나는 이렇게 생각한다.

신경이란 목숨을 연결하는 생명선이며, 젊은 신경은 모든 병을 멀리하는 힘을 갖추고 있다! 말하자면 신경이 몸속에서 가장 중요하고, 신경이 젊어지면 모든 병이 사라진다는 것이다.

'신경'의 세계를 보다 쉽게 이해하기 위해서 이렇게 한번 생각해보자. 집에 전기와 물이 갑자기 끊겼다. 그러면 어떻게 될까? 생활하는 게 곤란해지지 않을까? 우리는 전기 없이 살아갈 수 없다. 이렇게 우리에게 중요한 전기를 각 가정으로 흘려보내는 '전선' 역시 없으면 안될 만큼 매우 중요한데, 이 전선의 역할을 하는 게 바로 신경이다. 간단하게 말해서 발전소(뇌)는 전선(신경)을 통해 각 가정(내장 기관, 근육)으로 전기를 보낸다. 즉, 신경이란 각 가정의 목숨을 연결하는 생명선이나 다름없다.

산소와 혈액을 옮기는 역할을 하는 혈관은 수도관에 해당하는데, 수도를 움직이기 위해서는 전기가 필요하다. 전기 없이는 수도를 움직일 수 없다는 것을 떠올린다면, 혈관을 깨끗하게 만들기 위해서도 신경이 중요하다는 것을 알 수 있다.

신경이 노화된 상태란 전선이 고장 나 마을이 정전된 상태와도 같다. 즉, 전선이 고장 나서 전기가 끊기면 수도도 끊기게 되고, 그렇게 되면 생활하는 것이 거의 불가능해지는 것처럼, 신경이 노화되면 몸속 곳곳에 전기신호가 전달되지 않아 전체적으로 기능이 저하될 수밖에 없고, 결과적으로는 모든 질병의 원인이 되는 것이다.

신경이 얼마나 중요한 역할을 담당하고 있는지 쉽게 알려주기 위해서 다음 페이지에 '체내 생명선 지도'를 실었다. 이 지도를 보면 신경이 뇌와 혈관, 내장 기관에 있어 빠트릴 수 없는 존재임을 알 수 있다. 가끔씩 이 지도를 펼쳐보며 이 책을 다시 펼쳐서 읽으면, 신경에 대해 더욱 잘 이해할 수 있을 것이고, 신경이 젊어지는 속도도 점점 빨라질 것이다.

'신경을 젊게 만든다'는 말이 여전히 낯설게 느껴질 수도 있다. 막연히 어려울 것 같거나 신경을 젊게 만드는 게 정말로 가능한 건지 의문이 들 수도 있다. 이 책에서 소개하는 2가지 신경 청소법은 내가 직접 고안했으며, 신경을 젊어지게 만드는 방법이다. 나는 신경을 젊게 만드는 것만큼 효과적인 건강법은 없다고 확신한다. 신경이 활력을 되찾는다면 정말로 모든 병이 거짓말처럼 사라진다.

'신경을 젊게 만들기에는 너무 늦은 것이 아닐까?' 혹 이런 의문을 가지고 있다면 신경을 젊게 만드는 데에 있어 늦었다는 말은 결코 없다는 사실을 알려주고 싶다. 모든 신경은 젊어지는 힘을 갖추고 있다. 그 힘을 일깨울 2가지 신경 청소법을 책에서 소개하고 있으니, 열심히 따라 하여 신경을 젊게 만들자!

[뇌신경외과의가 알려주는 체내 생명선 지도]

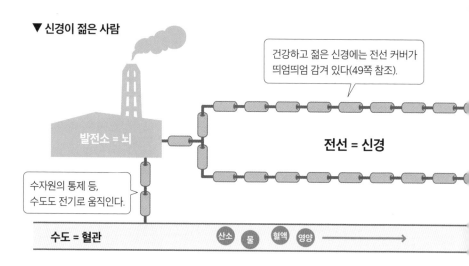

▼ 신경이 젊은 사람

건강하고 젊은 신경에는 전선 커버가 띄엄띄엄 감겨 있다(49쪽 참조).

발전소 = 뇌

전선 = 신경

수자원의 통제 등, 수도도 전기로 움직인다.

수도 = 혈관

산소 물 혈액 영양

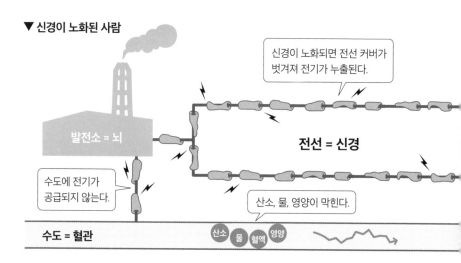

▼ 신경이 노화된 사람

신경이 노화되면 전선 커버가 벗겨져 전기가 누출된다.

발전소 = 뇌

전선 = 신경

수도에 전기가 공급되지 않는다.

산소, 물, 영양이 막힌다.

수도 = 혈관

산소 물 혈액 영양

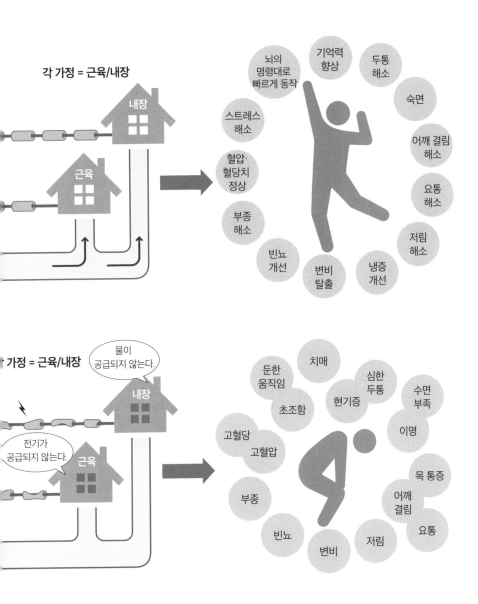

CONTENTS

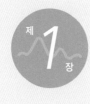

제 1 장

오래 사는 사람과 빨리 죽는 사람은
신경이 다르다

신경이 젊어지면
모든 병이 낫는다

만병을 부르는
3가지 신경 트러블이란

제
4 장

신경 청소법
실천편

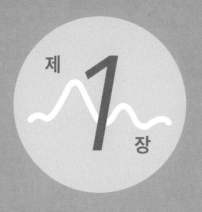

제 1 장

오래 사는 사람과
빨리 죽는 사람은
신경이 다르다

통증과 질병,
신경이 원인이다

- 예전과 같은 속도로 걸으려고 해도 다리가 생각대로 움직이지 않고 금세 숨이 찬다.
- 젓가락질이 어려워져서 반찬을 자주 떨어뜨린다.
- 눈이 침침해져서 책을 잘 보지 못한다.
- 예전보다 글씨가 지저분해진 것 같다.

혹시 예전과는 다르게 몸이 말을 듣지 않거나 조금만 서둘러도 금세 지치지 않는가? 예전에는 거뜬하게 계단을 오르내렸지만, 요즘에는 에스컬레이터를 찾게 되지 않는가? 내가 운영 중인 뇌신경외과클리닉에는 이러한 고민을 가진 환자들이 많이 찾아온다.

- 수분섭취를 자제했음에도 불구하고 한밤중에 몇 번이나 화장실에 간다.
- 갑자기 허리가 아프다.
- 몸 이곳저곳이 아프고 진통제를 먹어도 나아지지 않는다.
- 나도 모르는 사이에 손을 떤다.

많은 환자들이 이러한 증상들을 고치고 싶어 한다. 앞서 언급한 것처럼 마음먹은 대로 몸이 움직이지 않거나 예전과 다르게 건강이 나빠지는 것은 근본적으로 '신경 노화'라는 공통의 원인이 있다. 즉, 신경이 병에 걸리지 않는 열쇠를 쥐고 있는 것이다.

신경은 생명선이고, 이 신경이 늙는다는 것은 그만큼 죽음에 가까워졌다는 것을 말한다. 죽음에 점점 가까워질수록 다양한 건강상의 문제들이 얼굴을 내민다.

"그렇다면 어떻게 해야 하나요?"

이런 질문을 받을 때마다 나는 망설임 없이 이렇게 답한다.

"신경을 젊게 만드세요. 그렇게 하면 반드시 건강한 몸을 되찾을 수 있어요!"

흔히 머리는 젊은데 몸이 따라주질 않는다고 말하는 사람이 있는데 이것이야말로 신경이 늙고 있다는 증거다. 머리로는 이해하지만 몸이 따라주지 않는 것은 뇌와 몸을 연결하는 신경이 노화되었기 때문이다. 신경이 늙으면 뇌에서 움직이라고 명령해도 신호가 몸에 제대로 전달되지 않는다.

신경이 젊어지면 뇌의 명령이 근육과 내장 기관에 빠르게 전달되어 몸의 움직임이 부드러워진다. 그뿐만이 아니다. 뇌와 몸을 연결하는 말초신경이 젊어지면 자율신경과 뇌에도 좋은 영향을 주고, 더 나아가서는 혈관까지 건강해진다. 혈관을 튼튼하게 만들어도 신체의 움직임에는 직접적으로 관여하지 않기 때문에 자율신경 조절로 내장 기관의 상태가 좋아질 수는 있어도 몸의 움직임이 부드러워지지는 않는다. 가장 중요한 것은 뇌와 몸, 그리고 내장 기관을 연결하는 신경이다. 신경을 젊게 만들면 몸 전체가 건강해져 모든 병에서 해방된다. 신경이 젊어지면 어떤 일들이 일어나는지 알아보자.

- 통증이 사라지고 몸이 부드럽게 움직인다.
- 어깨 결림, 목 통증, 무릎 통증, 요통이 낫는다.
- 고혈압, 고혈당이 개선된다.
- 만성두통이 사라진다.
- 변비가 낫고 언제나 쾌변한다.

- 눈의 피로가 사라지고, 시력이 회복된다.
- 이명이 좋아지고 '삐', '끼익' 하는 소리가 들리지 않는다.
- 기억력이 향상되어 치매를 예방한다.
- 부종과 저림, 떨림 현상이 해소된다.
- 고민이나 초조함이 사라지고 의욕이 되살아난다.

어떻게 느껴지는가? 위의 예들은 극히 일부만 나열한 것이다. 당신이 겪고 있는 질병도 신경을 젊게 만들면 얼마든지 해결할 수 있다. 젊었을 때는 쉽게 할 수 있었던 행동들이 지금 생각처럼 되지 않는 것은 신경이 노화되었기 때문이다. 하지만 안심해도 된다! 이 책은 뭐든 쉽게 할 수 있었던 시절의 힘을 되찾아주는 책이다. 신경을 청소하여 몸의 움직임을 부드럽게 만드는 것은 물론이고 모든 병에서 멀어지자!

병이 멀어진다!
경이로운 신경 청소

·
·
·

신경을 젊게 만들기 위해서 내가 생각한 방법은 '신경 청소'다. 그렇다면 왜 신경을 청소한다는 것일까? 신경은 몸속에서 유일하게 다른 무엇으로 대체할 수 없고, 새로 만드는 게 거의 불가능하기 때문이다. 심장이나 간 같은 장기나 혈관은 이식이 가능하지만 신경의 이식은 현대 의술로도 매우 어렵다. 또한 세포나 혈액은 매일 새로운 것이 생성되며 교체되지만 신경은 그렇지 않다. 신경은 새로 맞출 수 없다.

당신이 더러워진 흰색 셔츠를 클리닝 가게에 맡겼다고 상상해보자. 며칠 후 맡겼던 셔츠를 찾으러 가보니, 셔츠가 몰라볼 정도로 깨끗해져 마치 새 제품과 같은 순백색을 되찾았다. 하지만 이 셔츠는 결코 새 제품이 아니다. 셔츠가 깨끗해진 것은 더러워진 셔츠를 클리닝해서일 뿐이지 새로운 셔츠를 구매해서가 아니다.

　새로운 셔츠를 구매하는 것처럼 새로운 신경을 만드는 것은 안타깝게도 유아기가 아닌 이상 불가능하다. 신경을 젊게 만들고 싶다면 셔츠를 클리닝하듯 현재의 신경을 갈고닦는 수밖에 없다. 이러한 사실에 착안해 신경을 젊게 만드는 방법에 '신경 청소'라는 이름을 붙였다. 신경은 유일하게 다른 것으로 대체할 수 없다는 점으로 보아 우리 몸에서 가장 중요하다는 것을 알 수 있고, 그렇기에 신경 청소보다 우수한 건강법은 없다고 확신한다.

　신경 청소는 내가 알고 있는 한 가장 쉽고 간단한 만병 예방법이다. 이렇게 간단하게 병을 막을 수 있는데 해보지 않으면 오히려 손해가 아닐까? 이러한 건강법을 모두에게 알려주고 싶어서 이 책을 집필하게 되었다.

신경 길이는
무려 72km!

．
．
．

간단한 방법으로 신경이 어떻게 깨끗해질까? 신경에는 원래 젊어지는 힘이 내재되어 있고, 노력하면 누구나 그 힘을 일깨울 수 있다. 우리의 몸은 그야말로 신경으로 이루어져 있다고 해도 과언이 아니다.

흔히 오감을 곤두세우라고 말하지만, 사람에게는 5가지보다 훨씬 더 다양한 감각이 있다. 우리는 균형, 통증, 온도, 갈증 등 20가지 이상의 감각을 인지할 수 있으며, 이러한 감각을 바탕으로 주변에서 어떠한 일들이 벌어지고 있는지 느낄 수 있다. 시각, 청각, 후각, 미각, 촉각을 비롯한 다양한 감각들 역시 신경의 움직임에 크게 의존하며, 신경을 통하지 않고서는 뇌로 전달되지 않는다. 그러니 오감을 곤두세우라는 말은 신경을 곤두세우라는 말과 같다.

당신이 지금 이 책을 읽고 있는 순간에도 신경은 풀가동되고 있으며, 다양한 감각을 뇌로 전달하고 있다. 글자를 읽기 위해서는 시각으로 정보를 얻어야 하며, 페이지를 넘기기 위해서는 손끝에 전달되는 촉각이 필요하다. 또한 눈앞의 책을 흔들리지 않게 고정할 수 있는 것도 균형감각을 담당하는 신경이 움직이고 있기 때문이다. 이렇듯 다양한 감각은 전기신호가 되어 신경을 따라, 순식간에 뇌로 전달되기 때문에 당신은 이 페이지를 읽을 수 있다. 아무렇지 않게 하는 '책을 읽는 행위'는 사실 매우 복잡한 구조로 이루어져 있다.

인간의 몸 안에 퍼져 있는 신경의 길이는 약 72km다. 게다가 그 안에 흐르는 전기신호는 무려 시속 400km라는 초고속으로 이동한다. 실로 인간의 신경은 슈퍼컴퓨터를 능가할 정도로 정교하고 복잡한 구조로 되어 있다. 지구 상에 존재하는 생물 중에서 이 정도로 신경이 발달된 생물은 인간뿐이다. 지능이 높은 침팬지를 인간과 비교해보더라도 침팬지의 신경 구조가 훨씬 단순하다. 모든 생물 중에서도 인간의 신경이 가장 발달되어 있다는 점을 보면 고도로 발달한 신경이야말로 인간을 인간답게 만드는 것이 아닐까.

이렇듯 인간은 신경으로 이루어져 있기 때문에, 자신의 힘으로 얼마든지 젊어질 수 있다. 매일 수많은 환자들이 신경 청소로 병을 극복하는 모습을 볼 때마다 이러한 생각은 더욱 강해진다.

신경이란
무엇인가?

*
*
*

그렇다면 신경이란 무엇인가? 우선 잘 알려지지 않은 신경의 세계로 발을 내딛어보자. 의학적으로 엄밀하게 나누면 신경은 2가지로 분류된다.

① 중추신경

뇌와 척수를 말한다. 명령을 내리는 역할을 한다.

② 말초신경

뇌 및 척수와 신체를 연결하는 신경을 말하며 명령이나 정보를 전달하는 역할을 한다. 말초신경 중에서도 호흡이나 심장 박동, 음식물 소화나 땀 분비 등 신체의 기능을 조절하며 자신의 의지와는 관계없이 자율적으로 움직이는 신경을 '자율신경'이라고 부른다.

이처럼 의학의 세계에서는 중추신경과 말초신경, 2가지 신경을 하나로 묶어 신경이라 부른다. 다만 이 책에서는 특별한 언급이 없는 한, '신경'은 기본적으로 '말초신경'을 가리킨다고 생각하면 된다. 왜냐하면 신경이라는 말을 들으면 '뇌와 신체를 연결하는 실'이라고 연상하는 경우가 압도적으로 많고, 나는 2가지 신경 중에서 말초신경이 더 중요하다고 생각하기 때문이다.

어째서 말초신경이 더욱 중요할까? 말초신경이 젊고 건강한 상태여야 진짜로 건강해지기 때문이다. 그 이유가 궁금하다면 이번에는 말초신경의 움직임에 대해 함께 살펴보기로 하자.

두뇌 훈련을 해도
치매에 걸리는 이유

·
·
·

앞서 언급했듯이 인간의 몸을 하나의 마을이라고 가정해보자. 뇌는 각 가정으로 보낼 전기를 만드는 '발전소'다. 심장이나 폐 등의 장기와 손발의 근육 등은 각각의 '주택'이며, 혈액으로 영양이나 산소를 뇌나 장기에 전달하는 혈관은 각 가정에 물을 공급하는 '수도관'과 같은 존재다. 신경은 각 가정에 전기를 보내는 '전선'에 해당한다.

여기서 잠시 생각해보자. 만약 당신이 살고 있는 마을이 정전되어, 각 가정에 전기가 끊기면 무슨 일이 일어날까? 당연히 텔레비전이나 에어컨 등의 가전제품은 사용할 수 없으며, 정전이 오래 지속된다면 냉장고 안에 들어 있는 식품도 썩게 된다. 인간의 몸도 이와 마찬가지로 뇌의 명령이 전달되지 않으면, 몸 안의 장기와 근육은 본래의 기능을 다하지 못한다.

"그렇다면 발전소인 '뇌'를 젊게 만드는 게 가장 중요한 것 아닌가요?"

이렇게 생각하는 사람도 많을 것이다. 확실히 최근에는 뇌를 활성화시키는 '두뇌훈련'이 주목을 받고 있으며, 뇌가 인체의 사령탑과 같은 존재인 이상 건강하게 살아가기 위해서는 뇌의 젊음을 유지해야 하는 것도 사실이다. 하지만 발전소에서 전기를 송출하더라도 전선이 녹슬거나 끊어지면 전기는 각 가정에 전달되지 않는다. 이와 마찬가지로 뇌만 젊고 신경은 노화된다면, 뇌는 사령탑으로서의 역할을 다하지 못한다. 신경이 노화되면 뇌로부터의 명령도, 뇌로 전해져야 하는 정보도 전달되지 않는다. 그러니 뇌만 젊게 만드는 것은 아무런 의미가 없다.

혈관이 깨끗해도
병에 걸린다

신경이 노화되면 뇌의 명령이 전달되지 않는 것 외에도 건강을 해치는 크고 작은 요인들을 야기한다. 인간의 병이란 대부분 '막힘'에서 시작된다. 예를 들어, 혈관이 막히면 뇌졸중이나 심근경색, 협심증 등이 일어나 몸 안에 산소와 영양을 제대로 공급하지 못한다. 살아가는 데 반드시 필요한 산소가 체내 세포에 골고루 분포되지 않으면 여러 질병의 원인이 된다. 산소결핍에 의한 대표적인 질병이 뇌경색이다. 뇌의 무게는 인체의 약 2%에 지나지 않지만, 뇌는 체내 산소의 약 20%라는 대량의 산소를 필요로 한다. 만약 뇌에 산소가 전달되지 않으면, 뇌세포는 점점 죽어가고 인지능력도 크게 저하된다.

강물은 물이 흘러야 깨끗하고, 흐름이 막히면 썩는다. 인간의 몸도 마찬가지로 혈액과 산소가 정상적으로 흐르지 못하면 건강한 신체를 유지할 수 없다. 지금까지의 설명을 듣고 이렇게 말할지도 모르겠다.

"그럼 혈관의 막힘이 만병의 근원인가요?"

산소를 운반하는 일의 중요성을 중점으로 생각해보면, 우선 혈관을 깨끗하게 만들면 되겠다는 생각이 든다. 하지만 혈관이 건강해도 혈류가 막히는 경우가 있다. 바로 '뇌가 내린 명령의 통로'인 신경이 늙고 막혔을 때다. 신경이 막히면 혈액이나 장관(腸管) 등도 막힌다. 여기서 앞서 인간의 몸을 하나의 마을에 비유했던 것을 떠올려보자. 신경은 '전선'이고, 혈관은 '수도관'이라고 했다. 전선과 수도 모두 중요하지만, 현대 사회에서는 전기가 가장 중요하다. 또 전기가 끊기면 급수를 위한 펌프가 멈추기 때문에 수도를 사용할 수 없다. 그렇게 되면 화장실 변기에 물을 흘려보내지도 못하고, 목욕물을 데울 수도 없다. 즉, 전기가 끊기면 덩달아 수도의 가동도 멈춘다. 몸의 전선인 신경이 노화되면 체내에서는 다음과 같은 일들이 일어난다.

신경이 노화되어 막힌다

혈관에 신경의 명령이 전달되지 않는다

혈관이 막히고, 온몸에 산소가 부족해진다

노화된 신경이 막히면 혈관도 막힌다. 그러면 혈관을 열심히 닦아도 뇌의 명령이 전달되지 않아 문제가 생기기 때문에, 근본적인 원인인 신경의 노화를 개선해야 한다. 신경의 노화는 혈관의 막힘만 유발하는 것이 아니다.

신경이 막히면 장관(腸管)도 막힌다. 그렇게 되면 변비와 장폐색 같은 증상이 나타난다. 또 심장을 움직이는 신경이 막히면, 심장은 서서히 박동을 멈춘다. 온몸에 혈액을 보내는 심장의 움직임이 멈추는 것은 마을 전체가 단수되는 것과 같다. 그런 일이 발생하면 내장 기관이나 근육, 심지어 뇌에까지 혈액이 전달되지 않아 모든 세포에 물, 영양, 산소가 분포되지 않는다. 신경이 막혀 늙는다는 것은 그만큼 목숨이 걸린 중대사라고 할 수 있다.

날씬한 몸으로
바꾸는 법

•

•

•

신경이 노화되면 병도 생기지만, 또 다른 심각한 문제가 발생한다. 바로 만성적인 운동 부족에 시달리게 되는 것이다. 신경이 늙으면 여기저기에 통증이 생기고, 몸을 마음대로 잘 움직일 수 없어 의욕이 저하되기 때문에 운동하는 것이 더욱 어려워진다. 걷기, 서기와 같은 단순한 동작이 어려워지는 '로코모티브 신드롬(운동기능저하증후군)'이 대표적인 예다.

노인 환자 중에서는 움직이기 귀찮다며 하루 종일 텔레비전 앞에서 꼼짝하지 않는 사람이 있다. 몸을 움직이지 않으면 체력이 점점 떨어지고, 그렇게 되면 당뇨병, 고혈압, 이상지질혈증(고지혈증) 등 생활습관병을 예방하고 개선하는 것이 어려워진다.

생활습관병의 원인 중 하나가 운동 부족이다. 생활습관병을 치료하려면 식생활 개선과 운동이 반드시 필요하지만, 신경이 노화된 사람은 몸의 움직임이 자유롭지 않기 때문에 운동을 하기가 어려워진다. 생활습관병은 동맥경화를 일으켜 뇌경색이나 뇌출혈과 같은 큰 질병을 초래할 수 있다. 즉, 신경이 늙으면 만성적인 운동 부족이 생기기 쉬워 생활습관병이 악화되고, 그것이 신경의 노화를 더욱 가속화시켜 결국 큰 병에 걸릴 우려가 있다는 것이다. 이처럼 신경의 노화는 건강을 해치는 악순환을 만든다.

그렇게 되기 전에 신경을 젊게 만들어 몸의 움직임을 좋게 만들면 고혈압, 비만 등 생활습관병의 악순환에서 벗어나 조금이라도 좋은 방향으로 이끌어갈 수 있다. 신경을 젊게 만들기 위한 생활습관병 치료법으로 매우 효과적인 운동요법을 선택하자.

신경은 단 2가지 방법으로 젊어진다

· · ·

노화된 신경은 다양한 증상의 원인이 된다. 간략하게 요약해보면 다음과 같다.

- 두통, 무릎 통증, 어깨 결림, 요통, 목 통증
- 고혈압, 고혈당, 이상지질혈증(고지혈증), 당뇨병
- 저림, 부종, 떨림
- 변비, 빈뇨, 갱년기장애
- 현기증, 노안, 눈의 피로, 이명
- 냉증, 생리통
- 치매, 우울증, 초조함, 불안증

예를 들자면 끝이 없을 만큼 신경의 노화는 위험하다. 즉, 노화된 신경은 만병의 근원이다. 반대로 신경을 젊게 만들면 이러한 질병을 멀리할 수 있다. 젊은 신경에는 만병을 막아주는 힘이 있다.

"앞서 신경 청소의 방법은 단 2가지뿐이라고 말했는데, 그 방법이 어렵지 않나요?"

그렇게 생각할지도 모르겠지만, 걱정할 필요는 없다. 신경을 젊게 만드는 2가지 신경 청소법은 매우 간단하기 때문에 지도를 받은 사람이 정말로 이렇게만 하면 되느냐며 놀랄 정도다. 방법은 간단하지만 효과는 아주 좋아서, 신경 청소를 실시한 사람들로부터 곧바로 머리와 몸이 개운해졌고, 컨디션이 좋아졌다는 반응이 온다.

그리고 마지막에는 반드시 다음과 같은 말을 남긴다. '이렇게 간단한 방법으로 신경을 젊게 만들 수 있었다면, 조금 더 빨리 시작했으면 좋았을걸!' 놀라울 정도로 간단한 2가지 방법으로 여러분의 신경은 젊어질 수 있다.

얼굴을 주무르면
뇌의 산소가 2배 증가한다

신경을 회복시키는 '신경 청소'란 도대체 어떤 것인지 지금부터 자세히 알아보자. 우선 38쪽의 그림을 잘 보길 바란다. 이 그림은 '펜필드의 호문쿨루스 그림'으로, 앞으로 소개하는 신경 청소와 밀접하게 관련되어 있다.

뇌신경외과의 와일더 펜필드(Wilder Penfield)가 그린 이 그림은 우리의 대뇌가 신체의 어디를, 얼마나 컨트롤하고 있는지를 나타낸 것으로 이른바 '뇌 지도'라고 불린다. 또한 '호문쿨루스 인형'은 호문쿨루스 그림을 의인화한 것이다. 신경을 자극하는 데 효과적인 장소를 크고 눈에 띄게 그린 것이 특징이다.

여기서 주목해야 할 것은 얼굴과 관련된 부위의 크기다. 그림을 보

[펜필드의 호문쿨루스 그림]

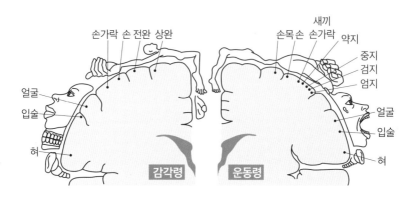

뇌신경외과의 와일더 펜필드가 그린 그림. 대뇌의 운동령과 감각령이 몸의 어느 부분을 담당하고 있는지 나타낸다. 뇌 속에서 '얼굴'이 얼마나 넓은 범위를 차지하고 있는지 알 수 있다.

호문쿨루스 인형

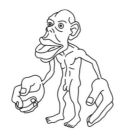

호문쿨루스 그림을 의인화한 것이다. 특히 감각령에서 얼굴이 차지하는 면적이 크다. 운동령에서 큰 부분을 차지하는 손가락으로 얼굴을 주무르면, 신경을 더욱 자극할 수 있다.

면 몸 안의 근육에게 명령을 내리는 '운동령'과 피부로부터 자극을 받는 '감각령' 모두 얼굴, 혀, 입술 등이 이상하리만큼 크게 그려져 있는데 각각 전체의 절반 정도를 얼굴이 차지하고 있다. 예를 들어 감각령의 그림을 보면, 얼굴을 비롯해 혀와 잇몸 등 입안이 넓은 범위를 차지하고 있다는 점이 눈에 띈다. 이것은 혀나 잇몸 등의 신경이 그만큼 섬세하고 예민하다는 것을 의미한다.

이 그림이 나타내듯이 얼굴에는 수많은 신경이 집중되어 있으며, 얼굴을 자극하여 효과적으로 신경을 자극할 수 있다. 이러한 사실을 바탕으로 나는 신경에 적절한 자극을 주는 신경 청소법으로 뇌 지도상 넓은 범위를 차지하는 부위인 얼굴을 자극하는 '얼굴 주무르기' 법을 고안했다.

'얼굴 주무르기'가 첫 번째 신경 청소법이다. 신경을 젊게 만드는 데 필요한 요소 중 하나가 산소인데, '얼굴 주무르기'를 실시했을 때 뇌에 얼마만큼의 산소가 공급되는지 검증한 실험의 결과를 살펴보자.

지금부터 소개하는 데이터는 일본 히타치연구소의 빛 터포그래피 장치 'ETG 4000'을 사용하여 뇌의 전두전야(前頭前野)라 불리는 부분의 혈류 변화를 측정한 값이다. 이 장치는 특수한 빛을 이용해 뇌 안에서 산소와 결합된 헤모글로빈(산소화 헤모글로빈)의 양을 볼 수 있다.

헤모글로빈은 체내에 산소를 운반하는 역할을 담당하기 때문에 헤모글로빈 수치가 높을수록 뇌 내의 혈류량이 증가하여 신경을 젊게

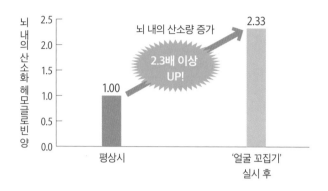

['얼굴 꼬집기' 실시 후 뇌 내 산소화 헤모글로빈 변화량]

뇌 내의 산소화 헤모글로빈 양

뇌 내의 산소량 증가

2.3배 이상 UP!

1.00

2.33

평상시

'얼굴 꼬집기' 실시 후

만드는 데 필요한 산소량이 늘어나게 된다. 이 실험을 통해 평상시와 얼굴을 자극했을 때의 뇌 속 혈류량을 비교했다.

평상시의 산소화 헤모글로빈 양을 1이라고 했을 때, '얼굴 꼬집기' 법(109쪽 참고)을 실시한 후의 산소화 헤모글로빈 양은 2.33이었다. 즉, 이 방법으로 얼굴을 자극하면 평상시보다 2배 이상 뇌 내 산소 농도가 올라간다는 것이 과학적으로 증명된 것이다.

산소부족은 신경의 노화를 앞당기는 커다란 원인 중 하나이며, 신경을 젊게 만드는 데에는 산소가 많이 필요하다. 그만큼 '얼굴 주무르기'는 매우 유용한 방법이다. 또한 얼굴을 자극하여 혈류량을 증가시키면 뇌가 활발하게 명령을 보내기 때문에 막힘이 개선되는 효과도 있다.

얼굴을 주무르면
시력도 회복된다

·
·
·

이 실험에 도움을 주신 분은 화가로 활약 중인 코이케 진(85세) 씨다. 실제로 '얼굴 꼬집기' 법을 30초씩 3세트를 실시한 후, 코이케 씨는 다음과 같은 감상을 전했다.

"실험 전에는 (머리 위치와 시점을 고정시키기 위해 벽에 붙여둔) X표시가 부옇고, 흐릿하게만 보였는데 실험 후에는 선명하게 보이기 시작했어요. 밤늦게까지 그림을 그리다 보면 눈이 피로해져 잘 보이지 않곤 했는데, 그럴 때마다 '얼굴 꼬집기' 법을 해야겠어요. 이렇게 선명하게 볼 수 있게 되다니, 정말로 놀랐어요."

코이케 씨가 잘 보이게 된 것은 '얼굴 꼬집기' 법 실시로 뇌의 혈류가 좋아짐과 동시에 말초신경인 시신경의 흐름이 좋아졌기 때문이다. 바로 신경이 젊어졌다는 증거다. 후일담이지만 코이케 씨는 실험 후에도 '얼굴 주무르기'를 꾸준히 해서, 이제는 안경을 쓰지 않는 날이 늘었다고 한다.

이처럼 '얼굴 주무르기'를 꾸준하게 실시하면 시신경이 젊어진다. 실천하자마자 시신경의 막힘이 뚫렸다는 점이 나 역시 놀라웠지만, 그 정도로 얼굴과 신경은 밀접하게 연결되어 있다. 얼굴을 주물러서 신경에 자극을 주자. 이것이 신경을 젊게 만드는 데 중요한 첫 번째 기둥이다.

천장을 보면
신경이 젊어진다?

●

●

●

'얼굴 주무르기'만 해도 강력한 효과가 나타나는 신경 청소지만, 여기서 한 가지를 더하면 신경이 더욱 젊어진다. 바로 턱을 당기고 자세를 바로잡는 것이다. 간단한 방법이지만 신경과 자세는 밀접하게 연결되어 있다. 매일 진료를 통해 올바른 자세를 하는 것이 얼마나 신경 건강에 절대적인 효능이 있는지를 강력하게 느끼고 있다.

내 클리닉 진료실의 천장은 돔 모양으로, 프레스코 화가 오노 미사오의 귀여운 천사 그림이 그려져 있다. 간접조명을 켜면, 마치 쏟아져 내리는 빛 속에서 천사들이 내려오는 듯한 그림이다. 그러나 대부분의 환자들은 천장을 보지 않기 때문에, 그림이 있다는 사실조차 모른다. 그렇다면 어째서 아무도 보지 않는 곳에 천사 그림을 그렸을까?

그것은 환자들이 그곳에 그림이 있다는 것을 알아주길 바라기 때문이다.

이곳을 찾는 대다수의 환자는 우울증, 치매와 같은 힘든 질병을 안고 있으며 등이 굽어 있거나 땅바닥만 쳐다보는 경향이 있다. 그중에는 내 얼굴을 쳐다보지도 못하고, 굳은 표정으로 자신의 발만 쳐다보는 사람도 있다. 그럴 때 나는 환자에게 천장을 가리키며 이렇게 말한다.

"○○씨, 심호흡을 한 번 해볼까요? 아, 그러고 보니 저기에 천사가 있네요."

이 말을 들은 환자들은 모두 천장을 올려다보며, '우와' 하고 탄성을 지른다. 위를 쳐다보는 순간, 지금까지 고개를 숙이고 구부정하게 있던 사람들은 하나같이 어깨를 펴고 가슴을 활짝 연 자세가 되어 등 근육이 쭉 펴진다.

"어떠세요? 조금이나마 어깨와 목 주변이 편해지지 않으셨어요?"

잠시 동안 천장을 보게 한 후 내가 이렇게 물으면, 대부분의 환자들은 몸의 긴장이 풀렸다고 대답한다. 그리고 어느새 굳어 있던 표정이 풀리고 편안하게 이야기를 시작한다.

등이 굽은 자세는 신경의 노화를 앞당긴다. 자세가 나쁘면 폐가 압박을 받기 때문에 산소가 체내에 원활하게 공급되지 않고, 부자연스럽게 휘어진 척추는 신경의 통로를 좁게 만들기 때문에 신경의 노화를 촉진시킨다. 또한 산소부족도 간과해서는 안 된다. 신경을 젊게 만들기 위해서는 반드시 산소의 힘이 필요하기 때문이다. 고개를 들어 천사의 그림을 쳐다보는 것만으로도 구부정했던 자세가 바로 서고 등근육이 쭉 펴지면서, 신경의 통증을 유발하는 척추의 뒤틀림을 완화시키고 몸 안에 산소를 충분하게 공급한다.

자세를 바르게 하는 방법은 신경을 젊게 만드는 신경 청소의 두 번째 방법이다. 자세를 바르게 하면 신경의 변형이 바로잡힘과 동시에 산소도 충분하게 공급할 수 있다. 이 방법도 신경을 젊게 만드는 데 매우 효과적이다. '얼굴 주무르기'와 마찬가지로 뇌 내의 산소량을 측정해보면 평상시보다 무려 122% 상승되어 있는 것을 확인할 수 있다.

'얼굴 주무르기'와 '자세교정'이 신경이 젊어지는 2가지 기둥이다. 이 2가지 방법으로 신경을 청소하면 금세 신경이 젊어지고, 모든 병으로부터 멀어진다. 다만 많은 병을 근본적으로 개선하고 예방하기 위해서는 신경을 젊게 만드는 메커니즘을 제대로 이해한 상태에서 '얼굴 주무르기'와 '자세교정'을 실시하는 것이 중요하다.

다음 장부터는 신경이 젊어지는 효과를 더욱 높이기 위해서 신경의 구조에 대해 조금 더 자세히 이야기해보고자 한다.

'건강한 신경은 어떤 기능을 하는가?'
'신경이 늙으면 구체적으로 어떠한 현상이 나타나는가?'

이러한 이야기를 통해 신경의 알려지지 않은 비밀을 파헤치고자 하니, 즐거운 마음으로 신경의 세계에 들어오길 바란다.

제2장

신경이 젊어지면
모든 병이 낫는다

젊은 신경에 감겨 있는
전선 커버의 정체

이번 장에서는 신경이 젊어지면 얼마나 엄청난 일이 일어나는지 알기 위해서 신경의 구조에 대해 자세히 이야기해보기로 하자. 나는 지금까지 여러 차례에 걸쳐 신경이 '노화된다', '젊어진다'라는 표현을 써왔다. 여기서 노화된 신경과 젊은 신경이 구체적으로 어떻게 다른지 알아보자.

신경은 전선과 같은 역할을 한다고 설명했는데, 그 구조 또한 전선과 닮아 있다. 전선은 전기가 통하는 구리선을 비닐 커버로 덮어씌운 것이다. 신경도 전선과 마찬가지로 전기가 통하지 않는 성질의 지방막이 전선의 커버처럼 신경을 둘러싼다. 이 커버를 '미엘린(수초)'이라고 하며 대부분의 신경에는 미엘린이 감겨 있다. 미엘린은 백색의 지

[신경이 젊어지는 열쇠 '미엘린']

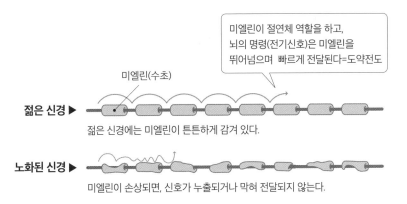

미엘린이 절연체 역할을 하고,
뇌의 명령(전기신호)은 미엘린을
뛰어넘으며 빠르게 전달된다=도약전도

미엘린(수초)

젊은 신경 ▶
젊은 신경에는 미엘린이 튼튼하게 감겨 있다.

노화된 신경 ▶
미엘린이 손상되면, 신호가 누출되거나 막혀 전달되지 않는다.

⚠ 미엘린이 손상되면 몸이 굳어지는 '다발성 경화증'이 유발될 수도 있다.

방질로 구성되어 있으며 전기신호가 누출되거나 흩어지지 않게 보호한다.

전선과 달리 미엘린은 신경 전체를 감싸지 않고 중간중간 끊겨 있어 신경이 그대로 노출되어 있다. 신경에 흐르는 전기신호는 그림과 같이 미엘린으로 덮여 있지 않은 부분, 즉 신경이 노출되어 있는 부분만을 뛰어넘으며 전기신호를 전달한다. 신경의 모든 부분을 거치지 않고도 점프하듯 건너뛰며 전달을 하니, 그만큼 전달 속도가 비약적으로 빨라진다. 이것을 '도약전도'라고 한다.

바꿔 말하면, 미엘린이 튼튼하게 감겨 있어야 건너뛸 수 있는 부분이 많아져 전달 속도가 빨라진다는 것이다. 반대로, 미엘린을 잃은 신경은 뇌의 명령을 빠르게 전달할 수 없다. 미엘린이 손상되면 신경을 감싸고 있던 부분이 떨어져나가 전기신호가 누출되는 부분이 많아져, 결과적으로는 전기신호의 흐름이 느려지고, 경우에 따라 전기가 끊기는 일도 발생한다. 흐름이 느려지면 점차적으로 신경 기능이 저하되면서 다양한 질병이 나타난다. 이런 상태를 바로 신경이 노화되었다고 표현한다.

미엘린의 손상이 신경 노화의 주범이며, 각종 질병의 원인임에도 불구하고, 지금까지의 건강법은 뇌를 활성화하고 자율신경계를 조절하는 데에만 관심을 가졌을 뿐, 미엘린은 주목받지 못했다. 하지만 사실 미엘린이 건강의 열쇠를 쥐고 있다.

미엘린은 대부분 지방질로 이루어져 있으며 미엘린을 재생하는 데에는 충분한 산소와 영양이 필요하다. 산소와 영양을 충분히 공급하고 신경의 흐름을 원활하게 만든 다음, 적절하게 전기를 흘려보내면서 자극을 주어, 미엘린을 점차 원래의 모양으로 되돌린다면 신경은 젊어질 것이다.

운동신경은
좋아질 수 있는가?

앞서 미엘린이 튼튼하게 감싸고 있는 신경을 '젊은 신경'이라고 정의했다. 미엘린이 신경을 감싸고 있기 때문에 뇌의 명령을 빠르게 전달하고, 신체도 마음대로 움직일 수 있다. 미엘린이 튼튼하게 감겨 있어야 뇌와 신체의 움직임 사이에 격차가 발생하지 않는다. 그렇기 때문에 신경 청소로 신경을 젊게 만들면 생각처럼 몸이 말을 듣지 않는 고민을 해소할 수 있다.

신경은 뇌의 명령을 신체에 전달하는 역할뿐만 아니라, 외부로부터 얻은 정보를 뇌에 전달하는 역할도 한다. 이른바 정보를 말단에 전달하는 역할과 정보를 얻는 역할 두 가지를 담당한다. 이때 뇌의 명령을 몸에 전달하는 것을 '운동신경', 외부의 정보를 뇌에 전달하는 것을 '감각신경'이라고 한다.

예를 들어 눈앞에 강아지가 있다고 하자. 강아지의 모습이나 울음소리는 눈으로 보고 귀로 들은 정보로서, 감각신경을 통해 뇌로 전달된다. 이러한 정보는 뇌 속에서 정리되고, 과거의 기억과 대조하는 작업을 거쳐 우리는 눈앞의 존재를 강아지로 인식한다. 그리고 '강아지를 쓰다듬어라'라는 뇌의 명령이 운동신경을 통해 전달되면, 손은 뇌의 명령에 따라 강아지를 쓰다듬는다. 이때 신경 안에서는 눈과 귀로 모은 정보와 뇌에서 내려진 명령이 서로 교차한다. 이처럼 신경에 흐르는 전기는 일방통행 하는 것이 아니라 왔다 갔다 하면서 정보를 전달한다. 강아지를 쓰다듬는 간단한 행위조차 운동신경과 감각신경이 제대로 움직이지 않으면 실행할 수 없다. 더구나 스포츠처럼 복잡하고 빠른 속도를 요구하는 움직임은 신경 안에서 대량의 정보가 오가면서 정보를 순간적으로 처리하고, 다음 행동을 판단한다. 이를 위해서는 외부의 정보를 빠르게 뇌로 전달할 수 있도록 미엘린을 회복하여 흐름을 원활하게 만들 필요가 있다.

즉, 스포츠를 잘하는 사람은 운동신경뿐만 아니라 감각신경도 뛰어나며, 미엘린이 탈락되거나 흠이 생기지 않은 젊은 신경을 가지고 있다는 것을 알 수 있다. 만약 자녀를 운동신경이 좋은 아이로 만들고 싶다면 5세까지 어떻게 키우는가에 달려 있다. 왜냐하면 인간의 신경은 어릴 때 급격하게 발달하기 때문이다. 20세가 되었을 때 신경의 상태를 100%라고 한다면 약 80%의 신경이 5세 안에 형성된다. 그리고 12세가 되면 신경이 거의 다 완성된다.

이 시기에는 외부의 신선한 자극에 의해 새로운 신경이 만들어지고, 신경이 서로 연결되면서 복잡한 움직임이 가능해진다. 그리고 일단 한 번 생긴 신경의 연결고리는 쉽게 끊어지지 않는다. 예를 들어 어릴 때 자전거를 배웠던 사람은 오랫동안 타지 않았더라도 몇 분, 아니 몇 초 만에 감각이 되살아나 자전거를 잘 탈 수 있다. 이것은 어린 시절에 생긴 신경의 연결이 남아 있기 때문에 가능한 일이다.

어릴 때 신선한 자극을 많이 받아 신경의 연결고리를 얼마나 만들어놓는가에 운동신경의 좋고 나쁨이 달려 있다. 신경이 급성장하는 시기에는 신경을 새롭게 만드는 데 필요한 단백질, 미엘린의 주성분인 지방, 신경의 에너지원인 당분과 같은 양질의 영양분을 충분히 섭취하는 게 좋다. 또, 잦은 스킨십으로 감각신경을 많이 자극시키는 것이 운동신경이 좋은 아이로 키우는 비결이다. 즉, 유년기에 잘 놀고 많은 사랑을 받는 아이는 운동신경과 감각신경, 더 나아가서는 뇌까지 발달한다.

신경은 '뇌에서 명령을 내보내는 것'뿐만 아니라 '뇌로 정보를 보내는 것'이기도 하다. 감각신경을 자극하여 뇌에 신호를 잘 보내도록 하는 것도 신경을 건강하게 만드는 데 있어서 매우 중요하다.

선잠을 자면
늙는다

•
•
•

여기서 잠시 한 가지 생각해보자. 신경이 늙어 몸이 내 마음대로 움직이지 않거나, 병에 걸리는 것을 '노화'라는 단어로 표현하는 이유가 정말로 '나이' 탓일까?

피로나 스트레스가 쌓이면 입술과 피부의 경계선 주변에 물집이 생긴다. 이것은 바로 바이러스에 의해 생긴 '구순포진'이라는 염증이다. 어릴 때 수두에 걸린 사람은 대부분 포진 바이러스를 가지고 있지만, 그렇다고 해서 바이러스에 감염된 모든 사람이 구순포진에 걸리는 것은 아니다. 구순포진은 피로가 누적되어 신경이 극도로 노화된 사람에게서만 발병한다. 구순포진을 일으키는 바이러스는 평소 얼굴 감각을 담당하는 신경 속에 잠복해 있다. 바이러스의 재활성화를 억제하는 힘이 얼굴 신경에 있기 때문이다. 그런데 신경의 노화로 인해 그 힘이 저하되면 지금까지 잠복해 있던 바이러스가 재활성화 되면서 재발하게 된다.

이처럼 구순포진은 신경의 건강이 안 좋아졌음을 알리는 경고다. 감기나 피로에 의해 몸의 면역력이 떨어지자마자 구순포진이 나타나는 사람은 신경의 노화가 진행되고 있을 가능성이 높다. 구순포진은 나이가 젊은 층에서도 많이 발병하는데, 직장 스트레스나 피로가 쌓여서 신경이 늙기 때문이다. 즉, 신경은 나이가 많아야만 노화되는 것이 아니라 스트레스나 피로에 의해서도 노화된다.

신경 노화의 범인이 연령만은 아니라는 것을 단적으로 보여주는 예가 여성에게 많이 나타나는 빈혈이다. 빈혈은 한자로 '가난할 빈 (貧)'에 '피 혈(血)'이라고 쓰지만 결코 혈액의 양이 적다는 뜻은 아니다. 혈중의 적혈구, 산소를 옮기는 헤모글로빈과 철분의 수치가 낮아지면 빈혈이 생긴다. 즉, 몸 안의 산소가 부족한 상태가 되면 빈혈이 나타나는 것이다. 신경은 산소부족에 매우 민감하기 때문에 산소가 충분하게 공급되지 않으면 바로 늙기 시작한다.

더욱이 신경을 감싸고 있는 미엘린은 산소가 부족해지면 벗겨지거나, 원래의 모양으로 되돌리는 데 오랜 시간이 걸린다는 특징이 있다. 새로운 커버로 다시 감싸야 함에도 불구하고 산소가 부족하면 미엘린을 만드는 속도가 점차 느려진다. 그렇게 벗겨진 미엘린이 점점 늘어나면 이는 신경의 노화를 가속시킬 뿐이다.

같은 자세를 오랫동안 취하는 사람도 신경이 빠르게 노화된다. 장시간 앉아 있으면 다리가 붓는다. 부종이 생겼다는 건 오랫동안 같은 자세로 앉아 있던 탓에 전신의 혈액순환이 나빠졌다는 증거다. 혈액순환이 나빠지면 산소가 정체되고, 산소가 충분하지 않으니 신경의 노화가 진행된다.

또한 소파에서 선잠을 자는 것도 신경을 늙게 만드는 나쁜 습관 중하나다. 소파에서 잠을 자면 아무래도 자세가 나쁠 수밖에 없고, 자세가 나쁜 상태로 잠이 들면 자는 동안 척추가 휘어져 신경이 '막힌다'. 그렇게 되면 뇌의 신호가 원활하게 흐르지 못하고 미엘린이 감싸고 있는 부분까지 전기를 띠게 되면서 미엘린이 손상되어 신경이 늙는다.

이처럼 나이가 많다는 이유 외에도 스트레스나 피로, 나쁜 자세가 신경을 변형시켜 뇌의 신호를 막음으로써 신경의 노화를 일으키기도 한다.

앞머리가 길면
두통이 생긴다

．
．
．

앞머리가 긴 여성도 주의하지 않으면 신경의 노화가 진행된다. 아마 앞머리의 길이와 신경이 무슨 관계가 있나 싶을 것이다. 다음의 경우를 한번 참고해보자.

심각한 두통에 시달리던 한 여성 환자가 클리닉에 찾아온 적이 있다. 그녀는 그간 뇌신경외과를 비롯해 정형외과, 내과 등 다양한 병원에서 진찰을 받으며 여러 가지 약을 복용해왔지만 증상이 전혀 호전되지 않았다고 했다. 두부 MRI도 촬영했지만 이상은 발견되지 않았다.

진찰을 하다가 나는 그녀의 오른쪽 어깨가 조금 삐뚤어져 있다는 점을 발견했다. 엑스레이 촬영 결과를 보니, 역시 척추 옆굽음증(척추 측만증)이었다. 이 질병은 척추가 좌우로 휘거나 비틀어지는 것으로,

자세가 매우 나쁜 상태를 말한다.

자세가 나쁘다

신경이 압박을 받아 미엘린이 손상되거나 흐름이 막힌다

신경의 노화가 진행된다

미엘린이 손상된 곳에서 전기가 누출되어 두통이 일어난다

위와 같이 나쁜 자세로 인해 신경의 노화가 진행되었고, 그 결과 두통에 시달리게 된 것이다. 나는 그녀에게 2가지 조언을 했다. 하나는 '가능한 한 척추를 곧게 펼 것'이었고, 또 다른 하나는 '헤어스타일을 바꿀 것'이었다.

"헤어스타일을 바꾸라니, 신경과 두통이 무슨 관계죠?"

이런 의문이 들겠지만, 헤어스타일이 그 사람의 자세나 건강에 커다란 영향을 주는 것이 사실이다. 이 환자는 긴 앞머리에 가르마를 타

서 오른쪽으로 넘기는 스타일을 하고 있었다. 가르마는 언제나 같은 방향이었고, 그런 탓에 정면을 볼 때면 항상 앞머리가 오른쪽 눈을 찔렀다. 이를 피하기 위해서 그녀는 무의식중에 언제나 목을 오른쪽으로 기울이는 버릇이 생겼다. 이 환자는 내 설명을 듣고 의아해 하면서도 이미지 전환 겸 헤어스타일도 한번 바꿔본다는 말을 남기고 돌아갔다. 약 6개월 후, 헤어스타일을 바꾼 그녀가 다시 클리닉을 찾아왔다. 두통은 깔끔하게 개선되었고, 진통제가 필요한 날은 거의 없다고 했다. 헤어스타일만 바꾸었을 뿐인데 이렇게까지 두통이 개선될 줄은 몰랐다며 매우 기뻐했다.

목이 기울면 목에서 갈라지는 신경을 압박하고, 두통 및 목 통증뿐만 아니라 신경이 막히는 원인이 되어 신경의 노화를 진행시킨다. 그녀의 경우에는 앞머리가 긴 데다가 언제나 같은 방향으로 가르마를 탔기 때문에 목이 기우는 버릇이 생겼고, 그것이 신경의 노화로 이어진 것이다. 이처럼 신경의 노화를 나이 탓으로만 돌릴 수는 없다. '몸이 움직이지 않는 것은 나이 탓이다', '나이가 들면 병에 걸리는 것이 당연하다'며 모든 원인을 나이 탓으로만 돌린다면 신경은 아무 대책 없이 점점 더 늙어만 갈 것이다.

뇌가 저절로 젊어지는
엄청난 방법

당신은 '치매'의 원인이 어디에 있다고 생각하는가? 아마도 대부분의 사람이 뇌라고 대답할 것이다. 지금까지는 뇌에 '아밀로이드β'라 불리는 단백질 쓰레기가 쌓여 치매를 유발한다고 알려져 있었다. 그런데 최근 미국의 한 연구그룹 조사에 의해 인지능력의 저하와 아밀로이드β 축적 사이의 관계성에 물음표가 붙었다.

수많은 치매 환자들에게 아밀로이드β를 제거하는 약을 투여해왔지만, 아밀로이드β를 줄여도 치매에 아무런 도움이 되지 않는 경우가 있었다. 그래서 지금은 치매의 원인이 아밀로이드β 축적에 있다는 설 외에 다른 원인이 있을 것이라고 추측하고 있다.

그렇다면 치매의 주된 원인은 도대체 어디에 있을까? 현재는 뇌 자체가 아닌 뇌신경에 원인이 있을 것이라고 생각하는 학자가 증가하는 추세다. 뇌 내의 신경이 노화되어 미엘린이 벗겨졌기 때문에 전기가 원활하게 흐르지 못하여 누전된 결과, 치매가 발병하는 것이 아닌가 하는 설이 유력하다. 이 설을 뒷받침하는 보고가 있다. 미엘린 재생을 유도하는 약을 복용한 환자의 미엘린이 복구되자 인지능력이 극적으로 회복되었다는 연구 결과가 바로 그것이다.

치매의 주요 증상 중 하나가 건망증이다. 인간은 새로운 기억을 뇌의 '해마'라는 곳에 두고, 오래된 기억은 '대뇌피질'이라는 곳에 보존한다. 그런데 신경이 노화되어 미엘린이 탈락하면 전기신호가 누출되고, 원래 해마에 전달되어야 할 새로운 기억이 누출되어 전달되지 않는다. 그래서 치매에 걸리면 예전 일은 잘 기억하면서도 새로운 것은 금세 잊어버리고 만다.

건망증을 없애고 뇌를 젊게 만들어 치매를 개선하기 위해서는 뇌 속의 신경을 둘러싼 전선 커버를 복구하고 새로운 미엘린으로 감싸야 한다. 참고로 뇌는 신경의 일부이기 때문에 말초신경이나 뇌 속의 신경이나 미엘린의 재질은 거의 동일하다. 새로 감싸기 위해서 필요한 영양이나 조건도 동일하다. 즉, 말초신경을 젊게 만드는 것은 자동적으로 뇌 속의 신경을 복구하는 일이 되고, 결과적으로는 뇌 자체를 젊게 만드는 일이다.

미엘린을
건강하게 만들자

2장에서는 '신경의 젊음을 유지하는 열쇠는 전선 커버의 역할을 하는
미엘린이 쥐고 있다'고 말했다. 미엘린이 튼튼하게 감겨 있으면 신경
이 점차 되살아난다. 이 장을 마무리하면서 마지막으로 미엘린의 중
요한 역할에 대해 다시 한번 복습해보자.

- **전선 커버가 튼튼하게 감겨 있으면 전기신호의 속도가 빨라진다**

  신경을 둘러싼 전선 커버인 미엘린은 중간중간 끊겨 신경이 노
  출되어 있으며 전기신호는 신경이 노출되어 있는 부분만 뛰어
  넘으며 전달된다. 이 '도약전도' 덕분에 전기신호는 빠른 속도로
  흐를 수 있다. 미엘린이 튼튼하게 잘 감겨 있어야 도약전도가 잘

이루어진다.

• 전선 커버는 전기신호의 과한 흐름과 누출을 방지한다

전선 커버가 탈락하면 전기신호의 흐름이 느려진다. 또 전기의
과한 흐름이나 누출을 초래하고, 이 때문에 전기신호가 끊기거
나 잘못된 곳으로 흘러들어가 다양한 질병을 일으킨다. 건강한
전선 커버는 이러한 문제를 미연에 방지한다.

미엘린은 우리의 건강을 크게 좌우하는 존재다. 최근에는 미엘린
의 중요성을 인식하고 주목하기 시작하면서 미엘린의 재생을 촉진하
는 치료약이나 미엘린을 가시화하는 새로운 MRI 촬영법 개발 등이 발
빠르게 진행되고 있다.

피부가 찢어지거나 골절이 된다면, 피부나 뼈는 재생되기 때문에
꾸준한 치료를 통해 고칠 수 있다. 하지만 인간의 모든 조직이 재생력
을 가지고 있는 것은 아니다. 몇 번 잘리더라도 다시 자라나는 도마뱀
의 꼬리와 달리, 인간은 한 번 손과 발을 잃으면 다시 자라지 않으며,
근육이나 대부분의 장기 역시 자연적으로 재생되지 않는다.

그에 반해 미엘린은 손상되더라도 매우 자연스럽게 재생시킬 수
있다. 신경이 노화되어 전선 커버가 한 차례 손상되거나 탈락되었다
고 해서 포기할 필요가 없다.

'신경 청소'라고 부르는 나의 건강법은 신경의 막힘을 뚫고, 산소를 충분하게 공급하여 '미엘린을 원래의 모양으로 되돌리는 것'이 목적이다. 지금부터 이야기하는 '신경 청소'로 손상된 미엘린을 재생시켜보자. 혹시 신경의 노화가 이미 시작되었더라도 다시 한번 미엘린을 튼튼하게 감싸 신경을 젊게 만들자. '신경 청소'는 지금 당장 누구나 시작할 수 있다.

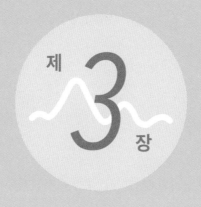

제 3 장

만병을 부르는
3가지 신경 트러블이란

막힘, 누출, 과한 흐름으로
노화가 가속된다

●
●
●

갑작스럽게 정전이 되면 불편하다. 보통의 가전제품은 일시적으로 전기가 끊긴다고 해서 큰 불편을 초래하지는 않지만, 컴퓨터 같은 복잡한 기계는 정전에 의해 치명타를 입기도 한다. 만약 컴퓨터를 켜고 있는 동안에 전기가 끊기면 완전히 망가질 위험도 있다.

정전만 문제는 아니다. 낙뢰로 인해 일시적으로 컴퓨터에 전기가 흐르면 커다란 손상을 입게 된다. 건물이나 전신주에 벼락이 떨어져 생긴 과전류가 전선이나 전화선을 타고 컴퓨터에 유입되면 고장 날 가능성이 크다. 또한 정전이나 전기가 과하게 흐르는 일이 아니더라도 전기가 누출될 가능성이 있다. 어떠한 계기로 인해 콘센트에서 전기가 새면, 화재로 이어질 우려가 있으므로 각별한 주의가 필요하다.

인간의 몸도 컴퓨터와 마찬가지로 전기 트러블에 매우 약하다는 특징이 있다. 전기가 차단되거나, 누전 혹은 과전류가 일어나면 신경의 노화가 순식간에 가속된다. 이처럼 신경의 노화를 불러오는 문제를 3가지로 분류했으며, 그것들이 각각 어떤 상태를 말하는지, 어떠한 원인에 의해 일어나는지 자세히 살펴보도록 하자.

① 막힘

신경의 흐름이 막히면 전기신호의 속도가 느려지거나 정전 때와 마찬가지로 흐름이 차단된다. 막힘의 원인에는 여러 가지 이유가 있지만, 대개 나쁜 자세나 빈혈 등에 의한 혈액순환 불량 때문이다. 자세가 나쁘면 삐뚤어진 척추나 기울어진 목뼈가 신경을 압박한다. 신경이 압박된 상태는 손가락으로 찌부러뜨린 호스와 같다. 찌부러진 호스 안에서 물이 흐르지 않고 막히듯이 압박된 신경을 지나가는 전기신호의 흐름도 막힌다. 혈액순환이 좋지 않으면 신경에서 아주 중요한 산소가 부족해지고, 미엘린을 원래 상태로 되돌리기 어려워진다. 그래서 전기신호가 원활하게 전달되지 않으면 신경의 흐름은 갈수록 더욱 정체된다.

② 누출

미엘린이 탈락된 부분에서 전기가 누출되면 원래 전해지지 말아야 할 장소에 전기신호가 흘러들어가게 되거나, 미엘린이 손상된 부분에서 신경전달물질(아드레날린 등)이 누출된다. 이러한 전기신호의 누출에 의해서 통증 등의 증상이 발생한다. 누출을 일으키는 원인은 신경의 압박이나 미엘린을 재생하는 데 필요한 원료 부족 등이다.

③ 과한 흐름

신경을 지나는 전기신호가 과하게 흐르면, 합선에 의해 미엘린이 파손되거나 신경이 흥분상태에 빠진다. 전기신호가 과하게 흐르게 되는 원인은 나쁜 자세로 인해 신경이 압박되어서, 자율신경의 균형이 깨져서, 혹은 외부로부터 과도한 자극을 받아 스트레스를 강하게 느껴서이다. 전기신호의 과한 흐름이 원인이 되어 신경의 막힘이나 누출이 일어나는 경우도 있지만, 반대로 막힘이나 누출을 계기로 전기신호가 과도하게 흐르게 되는 경우도 있다.

이 3가지 문제로 신경의 노화가 진행되면 각종 질병에 쉽게 노출된다. 각각의 문제가 일으키는 질병을 정리하면 다음과 같다.

막힘 : 변비, 요통, 치매, 부종, 저림, 불용성 근위축, 냉증 등
누출 : 당뇨병(고혈당), 고혈압, 신경병증성 통증, 어지럼증, 떨림 등

과한 흐름 : 요통, 무릎 통증, 어깨 결림, 두통, 목 통증, 생리통, 이명, 눈의 피로 등

그렇다면 어째서 이러한 질병과 증상이 3가지 신경 문제로 인해 발생하게 되는지 조금 더 자세히 알아보도록 하자. 자신에게 해당하는 증상과 염려되는 질병에 관해서는 신경 청소의 효과를 높이기 위해서라도 반드시 꼼꼼하게 읽어보길 바란다.

막힘으로 생기는
질병들

●
●
●

막히면 변비와 요통이
동시에 발생한다

변비는 2~3일 동안 대변을 배출하지 못하는 것이라고만 생각하는 경향이 있다. 예를 들어 매일같이 배변을 하더라도 대변의 양이 적거나, 너무 딱딱하거나, 잔변감이 있는 경우에도 변비로 진단할 수 있다.

우선 건강한 사람의 배변 구조에 대해서 알아보자. 우리가 음식을 먹으면 자극이 신경을 통해 대장으로 전해지고, 장이 수축과 팽창 운동을 일으키면서 대변이 직장으로 옮겨진다. 이후 직장 센서가 대변이 도착했다는 것을 신경을 통해 뇌로 전달한다. 상황을 접수한 뇌는 즉시 '대변을 내보내라'는 명령을 내리고, 그러면 직장이 대변을 내보내려는 힘이 강해지면서 우리는 변의를 느끼게 된다.

그런데 왜 대변이 나오지 않는 것일까. 사실 변비도 대개 신경의 막힘 때문에 생긴다. 신경의 흐름이 나빠지면 직장 센서가 둔해지고, 필요한 정보가 뇌나 장에 전달되지 않아 변을 보고 싶은 느낌이 오지 않기 때문이다. 이렇게 변비를 일으키는 신경 흐름의 악화는 대부분 나쁜 자세에서 비롯된다.

등이 굽으면 복부에 압박이 가해지면서 신경의 흐름이 나빠지고 막힌다. 그러면 '음식이 위에 들어갔다', '대변이 직장에 도착했다'와 같은 정보와 '대변을 내보내라'는 뇌의 명령 자체가 전달되기 어려워진다. 게다가 자세가 나쁘면 위도 압박을 받으면서 음식물과 수분을 제대로 섭취하기 어려워지는 탓에 대변의 양이 적어지거나 딱딱해져 변비에 걸리기 쉬운 상태가 된다.

변비로 고민하는 사람이 요통에 시달리는 경우도 있는데, 왜 그런 것일까? 우리의 배 속에는 장간막이라고 해서 캥거루 주머니 같은 얇은 막이 내장을 감싸고 있다. 변비에 걸리면 장 속에 대변이 쌓여 장간막의 내용물이 무거워진다. 허리는 무거운 주머니를 계속 매달고 있는 상태가 되기 때문에 커다란 부담을 느끼고, 허리의 신경은 계속해서 자극받게 된다. 이렇게 내용물 무게에 대한 부담으로 신경이 자극받게 되면서 요통이 일어나는 것이다.

복부 신경의 흐름이 막혀 있으니, 그만큼 반대쪽 허리에는 전기가 과하게 흐른다. 전기는 흐르지 않아도, 과하게 흘러도 몸에 악영향을 준다. 바른 자세로 몸 앞뒤의 전기가 부드럽게 흐르도록 유의하자.

치매의 원인은
감각신경의 막힘이다

치매는 신경의 노화와 매우 관련이 깊은 질병이다. 치매는 2장에서 말한 바와 같이 뇌 내의 신경을 감싸고 있는 미엘린이 손상되어 전기 신호가 누출되고, 그로 인해 인지기능이 저하되어 발병하는 경우도 있다.

미엘린의 손상에는 다양한 원인이 있는데, 그중 하나가 감각신경의 막힘이다. 감각신경이 막혀 흐름이 나빠지면 오감이 둔해진다. 그렇게 되면 정보가 뇌로 전달되지 않기 때문에 뇌가 활동하지 않게 되면서 신경 회로가 녹슬기 시작한다. 그 결과, 뇌 내 신경의 미엘린이 점점 벗겨지면서 인지기능이 저하되는 것이다.

치매 환자의 대부분은 '귀가 잘 들리지 않는다', '눈이 잘 보이지 않는다', '맛과 향을 잘 느끼지 못한다' 같은 증상을 호소한다. 온도를 느끼는 감각도 둔해져 저온 화상의 위험이 높고, 갈증을 잘 느끼지 못해 열사병에 걸리기도 쉽다. 이렇게 오감이 둔화되는 것이 감각신경이 막혀 있다는 증거다.

한 노인 치매환자는 발견되기 전까지 10km 이상의 거리를 배회했다고 한다. 대개 나이가 들면 운동량이 줄어, 장시간 걷는 것이 힘에 부치기 마련이다. 하지만 감각신경이 막혀 둔해지면 이 노인처럼 근육통이나 피로감 등의 정보가 뇌에 전달되지 않아 인식하지 못하고 계속해서 걷게 된다.

"우리 할머니는 연세가 있으시지만 허리와 다리가 튼튼해서 아주 잘 걸어다니세요."

건강한 할머니는 가족의 자랑이지만, 혹시 피로를 느끼지 못하는 것이 아닌지 의심해볼 필요도 있다. 어쩌면 할머니는 건강한 것이 아니라 감각신경이 막혀 있는 것일지도 모른다.

위협적으로 들렸다면 미안하지만, 만약 불안감이 엄습했더라도 안심하길 바란다. 신경 청소를 실천하면 신경이 젊어져 감각신경의 막힘을 확실하게 뚫을 수 있기 때문이다. 치매에 걸려도 자신의 힘으로 상황은 나아질 수 있다.

신경이 막히면
근육 치매에 걸린다

오감을 비롯한 정보가 뇌로 전달되지 않으면 뇌 내의 신경이 녹슬어 치매를 일으킨다고 말했는데, 이와 같은 현상이 근육에서도 일어난다. 예를 들어 운동신경이 좋은 스포츠맨도 뇌졸중 후유증 때문에 마비가 남아 몸을 마음대로 움직일 수 없으면 운동을 하기 어려워진다. 이로 인해 마비되지 않은 쪽의 손발까지 운동기능이 저하되고 잘 움직일 수 없게 된다. 아무런 문제가 없었던 신체 부분까지 건강을 잃고 마는 것이다. 이를 의학용어로 '불용성 근위축'이라고 한다. 근육은 운동으로 단련하면 두꺼워지지만 반대로 오랫동안 사용하지 않으면 점점 가늘어져서 운동능력이 떨어진다. 뇌졸중뿐만 아니라 다양한 질병으로 오랫동안 누워 있거나 몸을 전혀 움직이지 않았을 때에도 그렇다.

근육을 움직이면 그 부분의 신경에 전기가 흐르고 여러 번 반복하면 신경의 움직임이 활발해져, 신경이 근육에게 근육 단백질 합성을 촉진하는 전기신호를 보낸다. 이 신호를 받으면 근육이 발달하게 되면서 굵고 튼튼해진다. 하지만 전기가 흐르지 않으면 신경의 활동이 떨어져, 근육의 단백질 합성이 일어나지 않는다. 그런 상태가 오랫동안 지속되면 근육이 위축되어 손발을 움직이기 어려워진다. 이렇게 불용성 근위축이 일어나면 손발을 움직일 수 없기 때문에 부종이나 저림 같은 증상도 함께 나타난다.

운동은 근육을 단련시키는 것뿐만 아니라 감각신경과 운동신경에 전기신호를 흘려보내는 일도 한다. 다리를 움직여서 걸으면 감각신경을 통해 '발바닥이 지면을 밟고 있다'라는 정보가 뇌에 전달되고, 반대

로 뇌가 '발을 움직여라', '손을 흔들어라'라고 명령하는 것도 전기신호
가 되어 운동신경 속을 흐르게 된다.

이렇게 사람은 운동을 통해 신경에 전기를 흘려보내는 회로를 갈
고닦는다. 그리고 이 신경 덕분에 근육이 만들어지고 건강한 몸을 유
지할 수 있다.

막힘을 일으키는
가짜 냉증이란

많은 여성들이 고민하는 냉증은 계절과 관계없이 혈액순환이 잘 되지
않아서 생기는 증상이다. 냉증이 심해지면 몸에 저림이나 통증이 나
타나기도 한다.

건강한 사람은 혈액이 몸 전체에 골고루 퍼져 있지만, 혈액순환이
좋지 않으면 혈액이 손발에까지 전달되지 않아 차가워진다. 왜냐하면
펌프 역할을 하는 심장이 몸의 중심에 있어, 가까이에 있는 내장 기관
에 우선적으로 혈액을 보내기 때문에 심장에서 먼 손과 발은 뒷전으
로 밀리기 때문이다.

실제로 냉증이 있는 사람의 손발을 만져보면 더운 여름에도 얼음
장처럼 차갑다. 손과 발이 새하얗거나 보라색으로 변한 탓에 눈으로
만 보아도 혈액순환이 나쁘다는 것을 확인할 수 있을 정도다. 이러한
사람의 체온은 34~35도로 낮다.

그런데 냉기를 호소하는 사람 중에서도 막상 손발을 만져보면 따뜻한 사람이 있다. 하지만 본인들은 손발의 냉기를 느끼며 괴로워한다. 나는 이러한 증상을 '가짜 냉증'이라고 말한다. 가짜 냉증은 신경이 막혀 온도를 느끼는 감각에 착오가 생긴 상태다. '차갑다', '뜨겁다' 같은 감각을 담당하는 온열 감각신경이 노화된 탓에 실제로는 혈액순환이 좋은데도 냉기를 느끼는 것이다. 이러한 경우 신경의 막힘을 개선하면 대부분 증상이 회복된다. 또한 신경 청소를 실시하면 혈액순환이 좋아지기 때문에 냉증도 개선할 수 있다.

누출로 생기는
질병들

　

당뇨병에 걸리면
손바닥에 불이 난다

당뇨병 환자를 괴롭히는 고통스러운 통증과 저림은 신경의 누출에 의해 일어나는 증상으로 '당뇨병성 말초신경병증'이라고 한다. 당뇨병에 의해 신경을 지키는 미엘린이 탈락되어 손상된 결과, 해당 부분에서 전기신호가 누출되어 심각한 통증과 저림을 느끼는 것이다.

이 당뇨병성 말초신경병증은 '당뇨병성 망막증', '당뇨병성 신장증'과 함께 당뇨병의 3대 합병증으로 꼽히며, 그중에서도 가장 발병률이 높다. 처음에는 발바닥이나 발가락에 통증과 저림이 생기고, 머지않아 손가락에까지 증상이 나타난다. '따끔따끔', '찌릿찌릿' 같은 말로는 표현할 수 없을 정도의 통증과 저림이 생기는데, 이때 손바닥 아래의 신경은 흥분 상태에 빠진다.

당뇨병으로 인해 혈액순환이 나빠지고 감각신경의 미엘린이 손상되어 누전이 생기면, 신경 내에서는 '자연발화'라 불리는 현상이 일어난다. 이것은 마치 합선된 전선에서 불꽃이 피어나는 것과 같다. 자연발화 현상이 발생하면, 평상시에는 통증을 느끼지 못하던 작은 자극은 물론이고 심지어 실제 자극이 없음에도 불구하고 통증을 느낀다. 게다가 발끝이나 손바닥 피부 밑에 있는 신경은 불씨가 없음에도 불구하고 제멋대로 불타오르는 상태가 된다. 더욱이 자연발화가 계속되면 신경이 점차 노화되어 감각이 둔해지고 나중에는 통증조차 느끼지 못하게 된다. 그렇게 되면 상처를 입어도 알아채지 못해 세균에 감염되기 십상이다.

신경 청소를 통해 당뇨병에 의한 자연발화 현상을 확실하게 예방하는 동시에 운동습관을 익혀 당뇨병 자체로부터 멀어지자.

혈압, 콜레스테롤 수치가 떨어지는
누출 없는 생활

나이를 먹으면 건강진단을 받을 때마다 혈압, 콜레스테롤 수치, 중성지방 수치에 일희일비하는 사람이 늘어난다. 특히 나쁜 콜레스테롤이라고 하는 LDL콜레스테롤 수치가 높으면, 이상지질혈증(고지혈증), 고혈압, 당뇨병, 대사증후군과 같은 생활습관병에 걸리기 쉬우므로 특히 주의해야 한다.

생활습관병은 식습관, 운동습관, 휴식, 흡연, 음주 등의 생활습관과 관련된 질환으로 신경과 크게 관계없어 보이지만 전혀 그렇지 않다. 나쁜 콜레스테롤 수치를 높이는 원인에는 나이, 운동 부족, 폭음, 폭식이 있다. 젊은 시절에는 대사능력이 좋기 때문에 콜레스테롤이나 지방을 몸에 쌓아두지 않지만, 나이가 들면 대사와 연소의 능력이 떨어져 문제가 생긴다.

나이 먹는 것을 막을 수는 없어도 운동 부족, 폭음, 폭식은 피할 수있다. 하지만 생활습관을 개선하는 일은 결코 쉬운 일이 아니다. 특히 신경의 노화로 전기신호가 누출되면 몸 이곳저곳이 아파 운동을 멀리하게 된다. 또한 신경은 마음의 상태도 반영하기 때문에(6장 참조) 신경이 노화되면 의욕도 저하된다. 그렇게 되면 운동하고 싶은 마음이 더욱 사라진다.

운동과 멀어지면 혈압과 혈당 등의 수치는 점점 높아진다. 안타깝게도 뇌경색이나 심근경색처럼 생명에 치명적인 질병이 생활습관병의 슬픈 말로다. 만약 뇌경색이 생겼지만 다행히 목숨을 건졌다 해도 상황은 좋지 않다. 후유증이 남으면 운동을 하기가 더 어려워져서 생활습관병을 악화시키는 악순환에 빠질 가능성이 높다.

이 악순환에서 빠져나오기 위해서는 결국 운동으로 신경에 전기를 흘려보내 신경을 젊어지게 만드는 방법밖에 없다. 사실 뇌경색 후유증에 재활치료가 필요한 이유는 고장 난 신경 회로나 쇠약해진 근육을 단련하고 회복시키는 동시에 아직 상태가 괜찮은 신경 기능의 노화를 막는 데 있다. 신경과 근육은 나이를 먹어서도 단련할 수 있기 때문이다.

적절한 운동으로 미엘린의 회복을 돕는 것은 신경의 누출을 방지하는 것과 같다. 꾸준한 운동으로 신경을 자극하여 젊게 만들면 혈압 및 콜레스테롤의 수치도 개선할 수 있다.

통증은
신경으로 해결한다

신경의 노화가 직접적인 원인이 되는 통증을 '신경병증성 통증'이라고 한다. 허리에서 다리까지 연결되어 있는 신경이 압박을 받아 통증과 저림이 생기는 '좌골신경통'이나 얼굴과 혀, 목구멍에 심한 통증이 나타나는 '삼차신경병증', '설인신경통'도 신경병증성 통증의 일종이다. 신경통은 신경이 혈관에 압박되어 손상을 입고, 그 부위에서 전기신호의 누출이 일어나 통증이 생기는 질병이다.

신경병증성 통증의 경우, 일반 진통제를 복용해도 효과를 볼 수 없다. 왜냐하면 진통제는 염증을 가라앉히고 통증을 억제하는 약인 데 반해 신경병증성 통증은 노화된 신경이 직접적으로 일으키는 통증으로, 염증이 원인이 아니기 때문에 효과가 나타나지 않는다. 그래서 신경병증성 통증에는 통증을 전달하는 신경전달물질의 과잉 방출을 억제하는 '리리카'라는 치료제가 사용된다. 하지만 중증의 삼차신경병증의 경우, 이러한 약을 복용해도 통증은 쉽게 가라앉지 않는다. 그럴 때 뇌신경외과에서는 압박하고 있는 혈관을 신경에서 떼어내고, 신경과 혈관 사이에 쿠션 역할을 하는 재질을 삽입하는 수술을 실시한다.

대부분의 사람은 눈이 아프면 안과에, 코가 아프면 이비인후과에, 치아가 아프면 치과에 간다. 통증이 있어 진료를 받았는데 이상하게 잘 낫지 않거나, 만약 시중에 판매되는 진통제가 잘 듣지 않는다면 신경이 원인일 가능성이 있다. 이런 경우 이상이 느껴지는 부위의 전문 진료과와 더불어 뇌신경외과에서도 진찰을 받아보기를 바란다.

물론 이 책에서 소개하는 신경 청소를 통해 이러한 통증을 예방하고 개선할 수 있지만 통증이 심한 경우에는 반드시 의사와 상담해야 한다.

귀의 전기가 누출되면 어지럼증이 일어난다?

어지럼증은 크게 2가지 종류로 나뉜다. 자신과 주변이 빙글빙글 회전하는 느낌이 드는 '회전성 어지럼증'과 배가 흔들리는 듯한 감각의 '부동성 어지럼증'이 있다. 이 둘의 차이는 어지럼증의 원인이 신체 어디에 있는가다.

어지럼증이란 몸의 균형을 잡기 위한 기능에 문제가 일어났을 때 발생하는 증상이다. 우리가 눈을 감아도 서 있을 수 있는 것은 발에 있는 '심부지각'이라는 감각신경 덕분이다. 이 신경은 다리의 관절 위치와 방향의 미묘한 변화를 인식하여 해당 정보를 내이(귓속에 있는 균형 조절기관)와 뇌에 실시간으로 전달한다. 그 결과 우리는 울퉁불퉁한 길을 걸을 수 있으며, 가파른 언덕도 균형감을 잃지 않고 걸어갈 수 있다.

'회전성 어지럼증'은 귀의 신경에서 전기가 누출될 때 발병한다. 몸의 움직임을 감지하는 반고리관의 신경 등이 누전되어 과잉전류가 흐르면, 몸이 회전하고 있다는 착각을 하게 되고 어지럼증을 일으킨다. 회전성 어지럼증은 생명에 위험을 미치는 경우가 거의 없기 때문에 극심한 두통이나 손발에 힘이 빠지거나 혀가 꼬여 말하기 어렵게 되는 등의 심각한 증상이 아니라면 신경 청소로 증상을 개선할 수 있다.

한편 '부동성 어지럼증'은 어지럼증의 증상 자체가 회전성 어지럼증에 비해 가벼워서 경시하는 경향이 있는데, 매우 무서운 질병이 숨어 있을 가능성이 있다. 왜냐하면 이 어지럼증은 원인이 뇌에 있기 때문이다.

신경이 젊으면 몸의 균형이 무너져도 감각신경이 삽시간에 원인을 뇌에 전달하기 때문에 곧바로 몸의 기울기를 바꾸거나 체중을 싣는 방법 등을 통해 균형을 바로잡는다. 그런데 뇌간 등의 뇌 중심부 혈류가 나빠지면 산소나 영양분이 뇌에 공급되지 않고, 그렇게 되면 뇌 내 신경의 미엘린이 노화되어 누전을 일으켜 감각신경이 보내는 정보를 원활하게 감지할 수 없다. 이러한 어지럼증은 뇌졸중과 같은 중대한 질병의 전조증상일 수 있으므로 절대로 가볍게 여겨서는 안 된다.

신경을 젊게 만들어 어지럼증을 예방하는 것도 중요하지만, '부동성 어지럼증'이 반복적으로 발생할 경우에는 가능한 한 빨리 뇌신경외과나 신경내과에 가서 진찰을 받도록 하자.

왜 나이를 먹으면
떨리는가

나이가 들면 손이 떨려 컵을 잘 잡지 못하고, 글씨를 쓸 수 없게 되는 등 떨림으로 고민하는 사람이 많아진다. 앉아서 텔레비전을 볼 때 자신도 모르는 사이에 손뿐만 아니라 머리까지 떠는 사람이 있을 정도다. 이러한 떨림을 의학용어로 '진전(振顫)'이라고 한다.

손을 떠는 질병으로 잘 알려진 '파킨슨병'은 운동을 조절하는 뇌의 '흑질'에 문제가 생기는 난치병이다. 손의 떨림뿐만 아니라 얼굴의 근육 경직, '첫 걸음을 내딛기 어렵다', '한 번 걷기 시작하면 앞으로 기우뚱해져서 멈출 수 없다' 등 특유의 증상들이 나타난다. 이러한 파킨슨병의 원인은 뇌에 있다.

노년층에게서 흔히 찾아볼 수 있는 노인성 떨림은 뇌나 몸의 문제가 아닌 신경의 노화가 원인인 경우가 많다. 나이가 들면 혈액순환이 잘 되지 않아 미엘린이 찢어져 신경이 누전되기 쉽다. 그러면 뇌의 명령(도파민)이 원활하게 전달되지 않고, 떨림을 조절할 수 없는 것이다. 원인이 미엘린의 노화에 있으니 신경 청소를 꾸준하게 실천하면 떨림은 어느 정도 개선할 수 있다.

　　노인성 떨림은 증상이 진행되지 않기 때문에 생명에 큰 지장이 없지만, 파킨슨병 등 다른 질병의 가능성이 내포되어 있으므로 앞서 언급했던 증상이 나타난다면 신경내과에서 진찰을 받아보는 게 좋다.

과한 흐름으로 생기는
질병들

⁂

요통, 무릎 통증의 범인은
과한 흐름

전기신호가 넘치면 신경은 흥분 상태에 빠진다. 전기신호의 '과한 흐름'에 의해 생기는 전형적인 증상으로는 요통과 무릎 통증이 있다. 무릎을 편 채 무거운 짐을 들거나, 자세가 나쁘거나, 엎드려서 책을 읽는 습관이 있으면 허리에 커다란 부담이 가해져 전기가 한 번에 흐르기 때문에 요통이 생기기 쉽다. 갑자기 허리를 삐끗하는 것도 이러한 물리적 부담에 의해 전기신호가 신경에 과하게 흐르면서 생기는 증상이다.

허리 근육은 노화와 운동부족에 의해 쇠퇴하기 쉬우며, 그로 인한 근력 저하 역시 요통의 큰 원인이 되지만, 만성적인 요통은 스트레스의 영향도 크게 받는다. 심리적 부담감이 클 경우에는 신경에 대량의 전기신호가 흘러 허리 통증을 유발한다. 또한 추간판이 돌출되어 신경을 압박하는 '추간판 탈출증(허리 디스크)'도 전기의 과한 흐름이 원인이다. 신경이 압박을 받아 정체되어 있던 전기신호가 한 번에 흐르기 때문에 극심한 통증을 느끼는 것이다.

무릎 통증에도 다양한 원인이 있지만 대부분 뼈와 뼈가 부딪치지 않도록 쿠션 역할을 하는 관절 연골의 열화가 큰 영향을 미친다. 무릎 관절 주위에는 많은 신경이 지나기 때문에 조금이라도 관절에 이상이 생기면 주변 신경이 자극을 받아 과도한 전기신호가 한 번에 흐르게 되면서 통증이 얼굴을 내미는 것이다.

어쨌든 요통이나 무릎 통증 같은 관절 통증의 경우, 신경에 지나친 부담이 가지 않도록 주변 근육을 단련하거나, 신경 청소법으로 자세를 교정하여 몸의 부담을 줄이도록 노력하는 것이 중요하다. 또한 관절의 유연성을 높이고, 움직임을 부드럽게 만드는 스트레칭도 자세를 바르게 교정하는 데 도움이 되므로 신경을 젊게 만드는 데 효과적이다.

어깨 결림, 두통, 목 통증은
한 번에 나을 수 있다

정형외과에서는 어깨 결림, 두통, 목 통증의 원인이 뼈의 변형에 있다고 하지만, 뼈에 이상이 없어도 신경에 문제가 있다면 통증이 나타난다. 현대인의 생활 스타일은 신경이 노화되어 발병하는 어깨 결림 및 두통, 목 통증을 일으키는 원인의 총 출연이다. 또한 컴퓨터와 스마트폰 덕분에 생활이 즐거워졌다고 생각하지만, 테크놀로지의 발달은 어깨와 목은 물론이고 신경에 큰 부담을 준다.

인간의 후두부에는 '대후두신경'이라는 신경이 지난다. 머리뿐만 아니라 목과 어깨까지 내려오는 이 신경은 매우 예민하다. 여기에 과도한 전기신호가 흐르면 머리와 목, 그리고 어깨에도 찌릿찌릿한 통증이 나타난다. 이를 '대후두신경통'이라고 하며, 신경에 전기가 과하게 흘렀을 때 생기는 통증이다.

대후두신경통을 일으키는 가장 큰 원인은 나쁜 자세다. 컴퓨터나 스마트폰 사용으로 오랫동안 고개를 숙이고 있으면, 머리의 무게가 고스란히 목에 가해지기 때문에 대후두신경은 늘 긴장 상태에 있으며 전기는 원활하게 흐르지 못한다.

성인의 머리 무게는 약 7kg이다. 무거운 머리도 척추 위 바른 위치에 세워져 있으면 아무런 문제가 없지만, 턱이 가슴보다 앞으로 튀어나와 있거나 머리가 쏠리는 자세가 되면 목과 등 근육이 늘어나 신경에 큰 부담을 준다.

또한 대후두신경은 피로나 스트레스에 민감하다. 피로나 스트레스가 쌓이면, 대후두신경은 곧바로 반응하여 과도한 전기를 흘려보내기 시작한다. 그렇게 되면 신경은 흥분 상태에 빠져 어깨나 목의 근육을 수축시킨다. 근육이 수축되면 혈액순환이 나빠짐과 동시에 두통이 생긴다. 이러한 통증은 자세를 바로잡고 신경의 흐름을 조절하여 심신을 편안하게 만들고 피로가 쌓이지 않도록 하는 것이 중요하다.

생리통은 체내에서 발생하는 경련이다

생리통은 통증의 크기와 증상에 따라 개인차가 있다. 자궁내막증 및 자궁근종 등의 병이 있으면 통증이 심해지는 것이 당연하지만, 설사 병이 없더라도 자궁이 발달하지 않았거나, 혈액순환이 나쁘고, 자율신경의 균형이 깨지면 생리통 증상이 악화된다.

생리는 여성의 몸에서 약 28일 주기로 나타나는 현상으로 자궁내막이 벗겨져 체외로 배출되는 현상이다. 생리를 시작하기 전의 자궁내막은 울혈(몸 안의 장기나 조직에 정맥의 피가 몰려 있는 증상 _옮긴이) 상태이기 때문에 신경에 '부어 있어요'라는 신호를 보낸다. 그래서 생리 전에도 통증이 나타난다.

경혈이나 자궁내막을 체외로 배출할 때, 자궁의 근육은 진통과 같은 메커니즘으로 수축한다. 그런데 자궁의 미발달로 자궁 입구가 좁은 경우에는 경혈을 배출하기 어렵기 때문에 호르몬이 과하게 분비되어 보다 강한 수축이 일어난다. 이때 진통에 비유될 정도의 극심한 통증이 나타난다.

생리통이 심하다면 자궁의 근육이 그만큼 격렬한 수축을 반복하기 때문이며, 배 속에서 쥐가 나는 것이라고 보면 된다. 장딴지에 쥐가 나는 것과는 차원이 다르다. 장딴지에 쥐가 나면 스트레칭으로 쉽게 풀어줄 수 있고 통증을 느끼는 것도 불과 몇 분에 지나지 않지만, 생리통의 경우에는 물리적으로 딱히 손쓸 수 있는 방법이 없으며 통증을 느끼는 것도 약 2~3일, 사람에 따라서는 며칠 더 계속되기도 한다. 또한 정신적인 스트레스로 인해 호르몬 균형이나 자율신경의 균형이 무너지면 통증이 더욱 심해진다.

근육을 수축하라는 전기신호가 과하게 흐르게 되면서 신경이 흥분 상태가 되면 생리통이 심해진다. 잠을 충분히 자고 있는지, 혹시 불규칙한 생활을 하고 있는 것은 아닌지, 다이어트를 과도하게 하고 있지는 않은지, 운동량이 부족하지는 않은지 스스로를 돌아보며 이와 같은 생활습관들에 주의해야 한다. 신경 청소로 몸과 마음을 정비하면 몸의 긴장이 해소되고 혈액순환이 좋아져 자율신경의 균형이 잡히고 통증은 한결 나아진다.

이명을 없애는
단 한 가지 방법

실제로는 울리지 않았지만 '끼익' 같은 금속 소리나 '매앰'과 같은 매미

소리가 들리는 것을 '이명'이라고 한다. 많은 현대인들이 이명을 겪고 있으며, 그중 심각한 증상으로 고통을 호소하는 사람들이 많은 데도 불구하고 정확한 원인은 알려지지 않았다. 확실한 치료법도 존재하지 않는다.

이명을 대수롭지 않게 여기면 안 된다. 귀에 거슬리는 소리가 끊임없이 들린다는 것은 상상 이상으로 괴로운 일이다. 이명은 불면이나 우울 등을 야기하고 증상에 따라서는 꽤 심각한 결과를 초래한다.

대부분의 경우 이명을 호소하는 환자의 귀 자체에는 이상이 없다. 하지만 실제로는 들리지 않는 소리가 들리는 것이기 때문에 소리가 들어오는 입구인 귀나 정보를 받아들이는 뇌, 그리고 그 사이에 연결된 신경 어딘가에 이상이 있는 것만은 분명하다. 아마도 소리를 전기신호로 변환하는 역할을 하는 청신경과 전기신호를 받아들여 소리로 인식하는 대뇌 청각영역의 신경이 예민해진 데에 원인이 있을 것이다. 귀와 뇌 사이에 있는 신경이 노화되어 전기신호를 비정상적으로 증폭시켰을 가능성이 있기 때문이다.

앞서 말한 것처럼 아직 이명의 확실한 치료법은 없다. 스트레스를 줄이거나 동맥경화 개선치료제를 복용해서 증상이 나아진 환자들도 있고, 비타민B12 등 이명에 좋은 영양소를 섭취해서 증상이 가라앉은 경우도 있다. 그래도 나아지지 않는다면 신경 청소를 해보자. 신경 청소를 실천하면 신경을 젊게 만들어주므로 이명 현상을 줄이고 예방할 수 있다. 단, 증상이 심각한 경우에는 반드시 이비인후과에 가서 상담을 받아보자.

눈의 피로는 시신경의 과한 흐름 때문이다

최근 컴퓨터나 스마트폰 화면의 블루라이트로부터 눈을 보호하는 안경이 인기를 얻고 있다. 그만큼 눈의 피로를 호소하는 사람이 많다는 증거다. 컴퓨터나 스마트폰 화면을 장시간 보고 있으면 신경에 과도한 전기를 흘려보내 지속적으로 자극하여 불필요하게 흥분시킨다.

우리들이 생각하는 이상으로 블루라이트는 강렬한 자극으로 시신경을 아프게 한다. 블루라이트의 밝기는 매우 강하여 눈 속 망막까지 전달된다. 그래서 이 빛을 계속 보고 있으면 시신경에 전기가 과하게 흐르면서 눈이 피로해진다.

그렇지 않아도 컴퓨터나 스마트폰 화면을 응시하고 있으면 눈을 깜빡이는 횟수가 줄어들어 건조해지고, 눈이 쉽게 피로해진다. 거기에 블루라이트라는 자극까지 더해지면 피로가 더욱 쌓이게 된다.

액정 모니터의 밝기를 낮춰 눈에 들어오는 자극을 낮추고, 적당한 휴식을 취하며, 스트레칭으로 근육을 풀어 전신의 혈액순환을 좋게 만드는 것이 도움이 된다. 또한 30초간 먼 산을 바라보는 '멀리 보기'를 실시하면 시신경이 발달되어 흐름을 조절하므로, 피로가 풀려 시신경이 젊어지기도 한다. 반드시 실천해보길 바란다. '멀리 보기'는 블루라이트 자극을 받지 않더라도 노안이나 눈의 피로가 느껴질 때 하면 큰 효과를 볼 수 있으므로 적극 추천하는 방법이다.

자율신경은
하는 김에 조절한다

최근 주목을 받고 있는 자율신경에 대해서도 이야기해보자. 1장에서도 설명했듯이 사령탑인 뇌의 명령을 순순히 따르는 다른 신경과는 달리, 자율신경의 움직임은 우리의 의지로 컨트롤할 수 없다. 우리의 의지와 관계없이 생명을 지키기 위해 독립적으로 움직이는 것이 자율신경이다. 자율신경은 서로 다른 역할을 하는 2가지 신경으로 구성되어 있다. 바로 '교감신경'과 '부교감신경'이다. 이 2가지 신경은 서로 반대 작용을 하면서 몸의 기능을 조절한다. 쌍방이 적절한 균형을 잡아가며 움직여야 건강을 유지할 수 있다.

교감신경과 부교감신경의 주된 역할은 다음과 같다.

교감신경

낮 [활동량 UP]

활발하게 움직일 때 / 긴장하고 있을 때 / 스트레스를 받을 때

- 동공이 확장된다.
- 혈압이 상승한다.
- 백혈구(과립구)의 수가 증가한다.
- 심장박동이 빨라진다.
- 소화기관의 활동을 억제한다.
- 호흡이 빨라진다.

부교감신경

밤 [활동량 DOWN]

수면을 취하고 있을 때 / 쉬고 있을 때 / 휴식을 취하고 있을 때

- 동공이 작아진다.
- 혈압이 낮아진다.
- 백혈구(림프구)의 수가 증가한다.
- 심장박동이 느려진다.
- 소화기관의 활동이 활발해진다.
- 호흡이 느려진다.

몸이 건강한 사람이라면 낮에는 교감신경이 우위에서 작용해 빠릿빠릿하게 움직이고, 밤에는 부교감신경이 우위에서 작용해 휴식모드에 들어가며 몸을 균형 있게 조절한다. 그런데 대다수의 현대인은 불규칙한 생활과 스트레스 때문에 언제나 과잉된 자극을 받고 있다. 그렇게 되면 밤이 되어도 교감신경에서 부교감신경으로 전환이 잘 되지 않아 교감신경이 언제나 우위에 서게 된다. 오랫동안 이 상태가 지속되면 감정이 불안정해지고 소화기관의 기능이 떨어져 다양한 질병이 나타난다.

자율신경은 자신의 의사로는 조절할 수 없다는 특징 외에도 행복호르몬이라 불리는 '세로토닌'과 초인적인 힘을 발휘하는 '아드레날린' 등의 신경전달물질을 운반하는 역할을 한다. 그래서 자율신경이 노화되면 신경전달물질이 전달되지 않거나, 혹은 반대로 과잉 전달되는 사태가 발생한다. '막힘'도 '누전'도 몸에 좋지 않기 때문에 질병이 얼굴을 내밀게 된다.

예를 들면 앞서 파킨슨병에 의한 떨림과 노인성 떨림에 대해서 이야기했는데, 긴장하거나 흥분했을 때 머리에 피가 몰려 나타나는 떨림도 있다. 이 떨림은 자율신경의 균형이 깨지면서 교감신경이 극단적으로 우위에서 작용할 때 발생한다. 이른바 '흥분되고 설레어서 몸이 떨리는 것'도 그러한 현상의 일종으로, 이는 아드레날린이 대량으로 분비되어 심장박동이 급격하게 빨라지면서 떨림을 억제할 수 없는 상태를 말한다. 이밖에도 나이를 먹으면서 자율신경이 노화되면 더욱 더 균형이 깨지기 쉬워져 고혈압 및 야간빈뇨, 노안, 갱년기장애 등 다양한 질병들이 점점 자주 일어난다. 그런데 자율신경에 대한 이야기를 하다 보면 이런 의견을 자주 듣는다.

"지금까지 자율신경을 조절하라는 이야기를 꾸준히 들어왔지만 간단하게 바꿀 수 있는 문제가 아니에요. 스트레스 없는 삶은 없을뿐더러 이제 와서 갑자기 생활리듬을 바꾸는 것도 어려워요…."

생활습관을 바꾸기는 결코 쉽지 않다. 오히려 생활습관을 개선하려고 이것저것 신경 쓰다가 스트레스를 더 많이 받을지도 모른다. 그렇기 때문에 무리해서 자율신경을 조절하려는 것보다 감각신경과 운동신경을 청소하는 김에 자율신경도 젊게 만들려고 노력하는 게 각종 질병을 예방, 개선하는 데 더 효과적이다. '정말로 그게 가능할까?'라고 생각할지도 모르겠지만, 신경 청소를 하면 자율신경이 확실히 젊어질 테니 안심하길 바란다. 자율신경을 조절하기 위해서 고민하거나, 이것저것 해야 한다며 초조하게 생각하는 것보다 이왕 하는 김에 건강해져본다고 생각하며 가벼운 마음가짐으로 신경을 젊게 만들자!

신경이 젊은 사람이 되는
2가지 포인트

신경의 노화를 가속시키는 막힘, 누출, 과한 흐름은 다음과 같은 2가지 상태에 의해 발생한다. '사용하지 않는 신경이 게으름을 피워 회로가 녹슨 상태'와 '신경을 통해 전달되어야 할 것이 전달되지 않은 상태'다.

다시 말하면 게으름을 피운 신경을 똑바로 일으키고, 전해야 할 것을 제대로 전달하면 신경은 저절로 젊어진다. 사용하지 않아 녹슨 신경 회로에 적절한 자극을 주어 전기신호가 부드럽게 흐르도록 해야 한다. 자세가 좋지 않고 혈액순환이 나쁘면 신경의 흐름이 막히고, 전달해야 할 것을 전달하지 못하는 상황이 생긴다. 혈액순환이 나빠지면 미엘린이 노화되어, 회복시킬 수 없기 때문에 누전을 일으키는 사태로 연결된다. 또한 자세가 나쁘면 신경의 막힘을 야기할 뿐만 아니라, 신경을 압박하거나 끌어당겨 지나치게 자극을 주기 때문에 전기 신호가 과하게 흐르게 된다.

즉, 신경을 젊어지게 만들기 위해서는 적절한 자극을 줄 것, 혈액순환을 좋게 만들 것, 자세를 바로잡을 것, 이 3가지를 실천해야 한다. 게다가 올바른 자세와 적절한 자극은 혈액순환을 개선시켜서 실질적으로 이 2가지만 해결해도 신경의 노화를 막을 수 있다.

다음 장에서는 신경에 적절한 자극을 주고 자세를 교정하는 신경 청소법을 모두 공개한다. 남녀노소 누구나 쉽고 간단하게 따라 할 수 있는 방법이므로 지금부터 신경을 젊게 만들어보자.

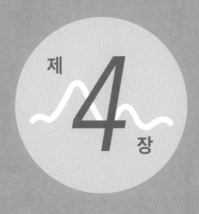

제 **4** 장

신경 청소법
실천편

얼굴 주무르기,
자세교정이란?

신경을 젊게 만들려면 신경의 통로를 제대로 확보하여 적절한 자극을 주는 것이 중요하다. 여기서 내가 주목한 것이 1장에서 언급한 '얼굴'과 '자세'다. 그렇다면 어째서 이 2가지가 신경을 젊게 만드는 열쇠를 쥐고 있는지 잠시 확인해보도록 하자.

우선 수많은 신경이 집중되어 있는 얼굴은 몸에서 감각이 가장 예민하고 복잡하며 섬세하게 움직이는 곳이다. 얼굴에는 눈, 코, 입과 같은 중요한 센서들이 집중되어 있기 때문에 감각신경이 모여 있는 것이 어쩌면 당연한 일이다.

그뿐만 아니라 얼굴에는 안륜근, 소협골근, 대협골근, 교근 등 무려 30종류가 넘는 다양한 근육이 집중되어 있다. 이 근육들을 움직이기 위해서 얼굴에는 감각신경뿐 아니라 여러 운동신경이 지난다. 그러므로 신경에 적절한 자극을 주기 위해서는 얼굴을 주물러 신경을 자극하는 것이 가장 효율적이다.

41쪽에서도 소개했듯이 '얼굴 주무르기'의 기본인 '얼굴 꼬집기' 신경 청소법으로 자극을 주면, 신경을 젊게 만드는 데 필요한 뇌 내의 산소량이 2배 이상 증가한다는 것을 알 수 있다. 이때 뇌 활동의 변화를 촬영한 영상을 보면, 평소에는 혈류량이 적기 때문에 파랗게 보이던 뇌 영상이 '얼굴 꼬집기' 법을 실시하자마자 붉게 변하는 것을 알 수 있다. 책으로 이러한 극적인 변화를 다 보여줄 수 없다는 점이 아쉽지만 효과는 보증할 수 있다.

작은 구내염인데
통증이 큰 이유는?

얼굴에는 많은 신경이 모여 있는데, 이를 극적으로 나타내는 예로 구내염 통증을 들 수 있다. 구내염은 입 안을 씹거나 양치질을 하다 칫솔에 찔려 생긴 상처에 세균이 들어가 발병하는 것으로, 새콤한 음식이나 간장, 감귤계 과일 등이 상처에 스며들었을 때 극심한 통증을 유발한다. 상처가 생긴 부위와 상처의 정도에 따라 식사를 제대로 하지 못하는 경우도 있다.

구내염이란 대부분 몇 mm 정도의 작은 궤양이다. 그럼에도 불구하고 밥을 먹지 못하는 등 일상생활에 지장을 줄 정도의 극심한 통증이 나타나는 이유는 무엇일까? 38쪽의 '펜필드의 호문쿨루스 그림'을 보면 그 답을 알 수 있다. 대뇌의 감각신경에서 혀와 잇몸이 차지하는 부분이 크기 때문에 작은 상처라도 통증이 크게 느껴진다. 더군다나 입 안은 상악신경, 하악신경이라 불리는 2개의 신경 사이에 있기 때문에 통증에 더욱 민감할 수밖에 없다. 작은 구내염이 주는 커다란 통증은 입 안의 신경이 무척 예민하다는 증거다.

또한 얼굴에는 안면동맥, 안와하동맥, 얕은측두동맥 등 굵은 혈관들이 있어서, 얼굴을 주무르며 마사지하는 것은 얼굴에 집중되어 있는 신경에 자극을 줄 뿐만 아니라, 혈액순환을 개선시켜 산소의 흐름을 좋게 만들어주어 일석이조다. 게다가 얼굴을 마사지하는 것은 언제 어디서든 간단하게 할 수 있다. 텔레비전을 보거나, 욕조에 들어가 있을 때 가벼운 마음으로 해보길 바란다.

턱을 당기기만 해도
머리가 개운해진다

얼굴을 주물러 신경을 자극했다면, 이번에는 신경의 통로를 확보할 차례다. 특히 많은 신경이 오가는 척추와 목의 위치를 바로 잡는 것이 중요하다.

척추는 24개의 작은 뼈로 연결되어 있다. 그 중심에는 척추관이라는 신경의 통로가 있는데 뇌로부터 뻗은 신경 다발은 이 통로를 지나 여러 갈래로 나뉘어 척추 이외의 내장 기관, 손발과 같은 신체 구석구석까지 뻗어간다. 척추는 몸을 지탱하는 대들보 역할을 하는 동시에 발전소의 전기를 각 가정에 보내는 송전선의 통로 역할을 하는 것이다.

그런데 이러한 신경의 통로인 척추가 나쁜 자세로 인해 변형되면 신경도 뒤틀리게 된다. 내장 기관을 통하는 신경이 압박을 받으면 내장 기관의 움직임이 나빠져서 기능장애가 발생하고, 근육을 통하는 신경이 압박을 받으면 마비나 경련, 근육통과 같은 증상이 나타난다. 게다가 척추가 휘면 혈액순환까지 악화된다.

결정적으로 자세가 나쁘면 폐가 압박을 받아 산소 공급이 어려워지고 그 결과 뇌와 장기는 산소결핍상태에 빠진다. 산소부족은 미엘린의 재생을 방해하기 때문에, 결국 새우등 상태가 지속되면 신경의 노화도 점점 더 심해지게 된다.

반대로 말해서 자세를 바로잡고 척추를 곧게 펴면 전기신호가 원활하게 흐르는 통로를 확보할 수 있다. 더욱이 폐가 압박을 받지 않아서 신경의 막힘과 산소부족, 2가지를 한 번에 해결할 수 있다.

['턱 당기고 가슴 펴기' 실시 후 뇌 내 산소화 헤모글로빈 변화량]

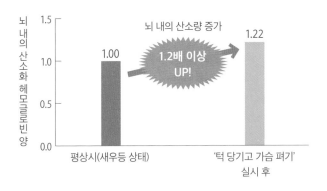

폐가 압박을 받는 새우등 자세일 때와 '턱 당기고 가슴 펴기' 법을 실시하는 바른 자세일 때의 뇌 내의 혈류량 빛 터포그래피로 비교 실험을 했다. 결과는 놀라웠다. 새우등 상태에서는 폐가 찌그러져 깊은 호흡을 할 수 없기 때문에 뇌 내의 산소화 헤모글로빈의 양이 증가하지 않았다. 그 상태를 1이라고 했을 때 '턱 당기고 가슴 펴기' 법을 실천한 후에는 1.22의 수치가 나왔다. 자세만 바르게 했을 뿐인데 혈류가 122% 상승한 것이다.

이 실험에 도움을 준 분은 코이케 씨의 부인 히사코(78세) 씨로 평범한 의자에 편하게 앉아서 실시했다. 단지 '턱 당기고 가슴 펴기'를 20초씩 3세트만 실시했는데, 그녀는 머리가 가벼워진 느낌이 든다고 했다.

이처럼 자세만 바로잡아도 뇌 내의 혈류량이 상승하고, 산소도 충분하게 공급되어 혈액순환이 좋아진다. 산소부족은 신경을 노화시키는 원인 중 하나다. 신경의 통로를 확보하고, 산소를 충분하게 공급하는 '자세교정' 신경 청소법은 신경을 젊게 만드는 확실한 방법이다.

즉각적인 효과를 확인한 코이케 씨 부부는 실험 후에도 '얼굴 주무르기'와 '자세교정' 신경 청소법을 꾸준히 실천하고 있다. 방법이 매우 간단해 혼자서도 꾸준히 실천할 수 있겠다며 감사의 인사를 전했다.

'얼굴 주무르기'와 '자세교정' 신경 청소법은 신경을 젊게 만드는 데 가장 효율적이고 확실한 방법이다. 바로 건강해지기 위한 지름길이라고 할 수 있다.

　이제부터는 '신경 청소 실천법'을 소개하고자 한다. 방법이 모두 쉽고 간단하기 때문에 순서대로 따라 하며 즐겁게 신경을 청소해보자.

신경 청소 순서

모든 신경 청소법에는 '하루에 몇 회까지'라는 제한이 없으며, 많이 실시할수록 신경이 젊어진다. 단, 통증이 느껴지지 않는 범위 내에서 실천하자.

- 2가지 기본 신경 청소법은 가능하다면 최소한 하루에 한 번씩은 실천한다.
- 응용편은 아무 때나, 횟수에 상관없이 실시해도 좋다.

기본
신경 청소법

얼굴 꼬집기

'펜필드의 호문쿨루스 그림(38쪽)'을 보면 알 수 있듯이, 얼굴은 신체 중에서도 운동신경과 감각신경이 가장 많이 집중되어 있는 부위다. 그렇기 때문에 얼굴을 자극하면 운동계와 감각계의 신경이 건강해진다. 가장 먼저 소개하는 '얼굴 주무르기'의 기본은 '얼굴 꼬집기' 법이다. 손가락을 사용해 자신의 얼굴을 꼬집어주는 방법으로 호문쿨루스 인형에서 유난히 크게 그려진 얼굴과 손을 동시에 자극한다. 이때 피부에 상처가 나지 않도록 손톱을 자르고 시작하자.

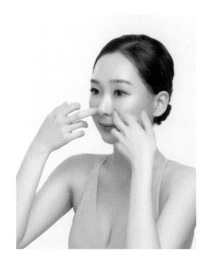

1

중지를 콧방울 옆에 댄다.

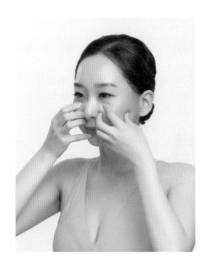

2

검지는 광대뼈 위에, 약지는 인중
에, 새끼손가락은 아랫입술 밑에,
엄지손가락은 뺨 아래에 놓고 그대
로 뺨 전체를 꼬집는다. 5회 실시
한다.

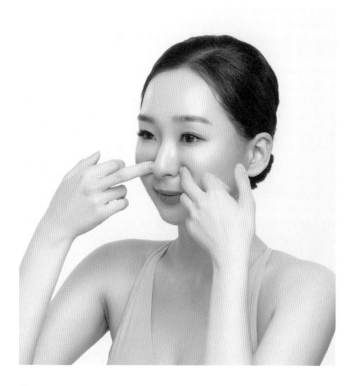

3

중지만 남기고 다른 손가락은 모두 뗀다. 중지를 콧방울 옆
에 대고 가볍게 누른다. 30초간 천천히 2, 3회 누른다. ①~③
을 3세트 실시한다.

⚠ 중지의 위치가 기준이 되므로 올바른 위치에 갖다 댄다.

턱 당기고 가슴 펴기

잘못된 자세가 버릇이 된 사람은 바른 자세가 어떤 자세인지조차 모른다. 자신의 자세가 바른지 알고 싶다면 머리의 위치를 확인해보자. 머리를 받치고 있는 목뼈는 척추와 마찬가지로 신경의 중요 통로다. 이곳이 뒤틀리면 신경의 건강을 지킬 수 없다.

바른 자세란 머리가 척추 바로 위에 있는 상태를 말한다. 턱을 몸쪽으로 당기고 가슴을 펴면 머리의 올바른 위치를 잡을 수 있다. 변형된 자세를 교정하는 효과가 있으므로, 매일 꾸준히 반복하길 바란다. 서 있기 불편한 사람은 의자에 앉은 상태에서 턱을 몸쪽으로 당기고 가슴을 펴도 괜찮다. 단, 골다공증이 있어 골절의 위험이 있는 사람은 무리해서 척추를 늘리다 보면 큰 부담이 가해질 수 있으니 절대 무리하지 말자. 또한 고령의 분들은 갑자기 척추를 늘리면 현기증이 날 우려가 있으므로 안전한 장소에서 지지대를 잡고 하거나, 앉은 상태에서 실시하는 게 좋다.

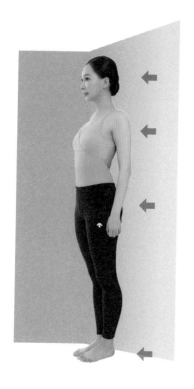

1

벽을 등지고 똑바로 선다. 그 상태에서 발뒤꿈치, 엉덩이, 등, 후두부를 벽에 붙인다. 앉아서 하는 경우는 엉덩이와 등을 벽이나 의자 등받이에 확실히 붙인다.

2

가슴을 활짝 펼쳐 등과 어깨를 벽에 밀착시킨다. 20초간 유지하며 자연스럽게 호흡한다. 3회 실시한다.

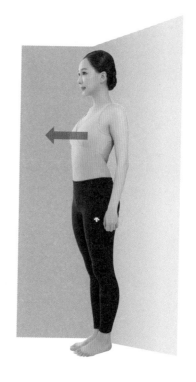

> **!** 발뒤꿈치→엉덩이→등→후두부 순으로 벽에 붙이는 것이 요령이다.
> 머리가 벽에 붙지 않는 사람은 새우등이 많이 진행된 상태이므로 벽에 머리를 붙이는 연습부터 시작하자.

더욱 효과 UP!
신경 청소법
응용편

얼굴 문지르기

손가락으로 원을 그리듯이 하는 림프 마사지처럼, '얼굴 문지르기' 법
도 이와 같은 방식으로 실시한다. 신경을 젊게 만드는 '얼굴 문지르
기' 법은 림프 마사지와 달리 신경에까지 자극을 줘야 하므로 조금 강
하게 힘을 준다. 볼뿐만 아니라 입 주변과 이마도 확실하게 자극한다.
단, 눈꺼풀 위를 강하게 누르면 부교감신경이 압박되어 현기증이 생
길 수 있으므로 주의하자.

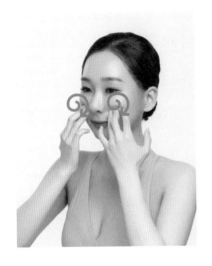

1

검지, 중지, 약지를 광대뼈 밑에 갖
다 댄다. 세 손가락으로 원을 그리
듯이 근육을 움직이며 풀어준다.
30초간 실시한다.

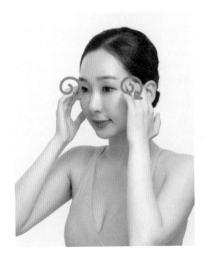

2

세 손가락을 관자놀이에 갖다 대
고, 30초간 동일하게 실시한다.

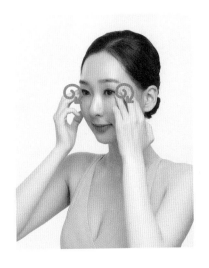

3

세 손가락을 눈꼬리에 갖다 대고, 30초간 동일하게 실시한다.

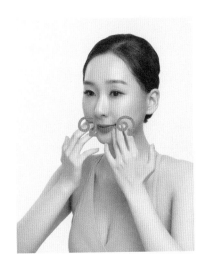

4

세 손가락을 입꼬리 옆에 갖다 대고, 30초간 동일하게 실시한다.

꼬집고 문지르기

'꼬집고 문지르기' 법은 '얼굴 꼬집기' 법과 '얼굴 문지르기' 법을 합친 신경 청소법이다. '꼬집고 문지르기' 법의 포인트는 양손을 각각 다르게 움직이는 것인데, 무의식중에 꼬집어야 할 손가락으로 문지르고 있거나, 양손을 멈추게 되기도 하는 등 생각보다 어렵다.

이처럼 양손을 다르게 움직이는 이유는 복잡하고 익숙하지 않은 움직임을 통해 뇌를 혼란시켜 기본 신경 청소법 이상으로 신경을 자극하기 위해서다. 이러한 움직임은 신경 회로에 신선한 자극을 주어 기능을 더욱 높여주므로, 신경을 젊게 만드는 데 매우 효과적이다. 처음에 잘 되지 않더라도 꾸준히 시도해보자. 도전 정신 또한 뇌와 신경을 활성화시켜주므로, 계속 시도하는 것 자체가 도움이 된다.

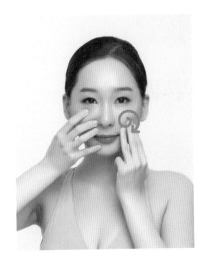

1

오른손으로 '얼굴 꼬집기' 법을, 왼손으로 '얼굴 문지르기' 법을 30초간 실시한다.

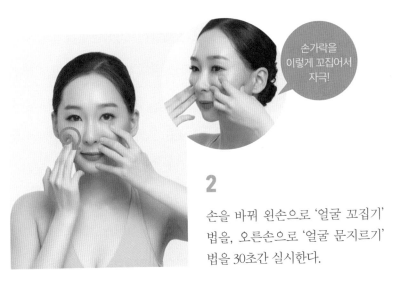

손가락을 이렇게 꼬집어서 자극!

2

손을 바꿔 왼손으로 '얼굴 꼬집기' 법을, 오른손으로 '얼굴 문지르기' 법을 30초간 실시한다.

> ❗ 양손을 다르게 움직이면, 뇌에서 신경으로 흐르는 정보량이 훨씬 많아진다.

파피푸페포 · 라리루레로

다음은 집안일을 하거나 입욕 중에도 할 수 있는 신경 청소법이다. '파피푸페포, 라리루레로'를 크게 발음하며 신경을 젊게 만드는 방법이다.

'파피푸페포'를 발음하려면 반드시 입술이 닿았다 떨어져야 한다. 입술을 가장 많이 사용해 발음해야 하는 것이 '파행'이다. 또한 '라행'은 혀를 가장 많이 사용하기 때문에 혀의 신경을 효과적으로 자극할 수 있다. 이처럼 '파행'은 입술의 운동신경을, '라행'은 혀의 운동신경을 많이 사용하므로 '파행'과 '라행'을 발음하는 것 자체로도 신경을 단련시켜 신경의 막힘을 해소시키는 효과가 있다.

또한, 실제로 목소리를 내면서 실시하면 청각신경도 자극되므로 일석이조의 방법이다. 연극할 때 발성연습을 하듯이 입의 움직임을 크게 하며 실시한다. 입술과 혀의 움직임을 의식하면서 천천히 '파피푸페포, 라리루레로'라고 소리를 낸다. 각각 3회씩 실시한다.

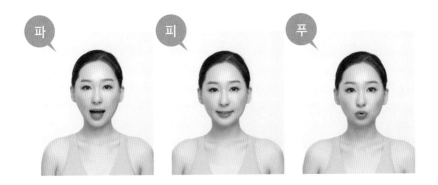

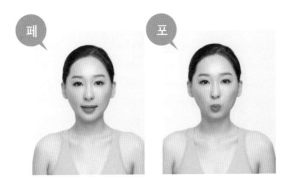

입을 크게 움직이며 파, 피, 푸, 페, 포를 천천히 소리내어 발음한다. 입술의 움직임에 의식을 집중하며 3회 실시한다.

> ❗ 윗입술과 아랫입술을 붙였다가 강하게 떼는 것이 포인트!

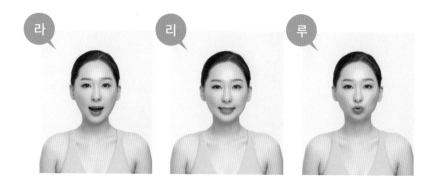

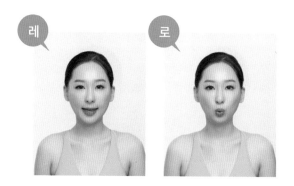

입을 크게 움직이며 라, 리, 루, 레, 로를 천천히 소리내어 발음한
다. 혀의 움직임에 의식을 집중하며 3회 실시한다.

혀가 말려서 입천장에 닿았다 떨어지는 것을 의식하는 것이 포인트!

풍선 만들기

'파피푸페포 · 라리루레로' 법으로 입술과 혀의 신경을 단련했다면, 이번에는 표정 근육에 해당하는 신경을 단련시켜보자.

표정 근육은 사용하지 않으면 점점 굳게 되며 신경을 녹슬게 하는 원인이 되기도 한다. 적극적으로 표정 근육을 움직여 얼굴의 신경을 단련시키자. 이 신경 청소법을 실시하면 볼과 입술의 근육이 단련되고, 신경이 자극된다는 것을 실감할 수 있다. 표정이 풍부한 사람은 마음도 젊고 신경도 젊다.

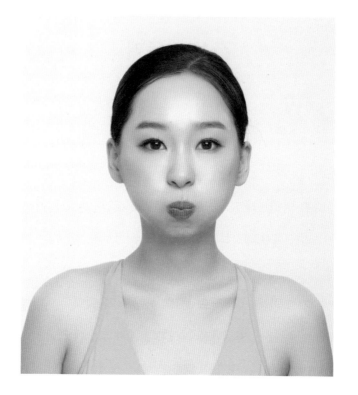

1

양 볼에 바람을 넣어 부풀린다. 3초간 유지한 다음, 공기를 천
천히 내뱉는다. 3회 실시한다.

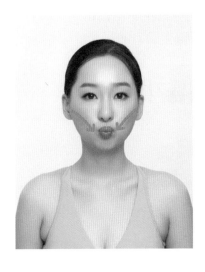

2

입술을 앞으로 힘껏 내민다. 3초간
유지한 다음, 힘을 뺀다.

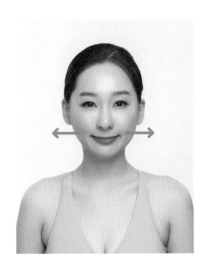

3

입꼬리를 양 옆으로 끌어당겨 미소
를 짓는다. 3초간 유지한 다음, 힘
을 뺀다. ②~③을 3회 실시한다

❗ 얼굴을 부풀리고 늘일 때 표정 근육의 움직임을 의식하며 최대한 크게 표정을 짓자.

상체 비틀기

'상체 비틀기' 법은 상체를 좌우로 비틀어 척추의 변형을 바로잡고, 신경이 막히는 것을 방지하는 체조다. 상체를 비틀면 척추의 변형이 바로잡히는 것은 물론이고, 허리와 등 근육의 긴장이 풀어져 신경의 막힘이 해소되고 혈액순환도 좋아진다. '상체 비틀기' 법을 실시하면 척추에서 뚜둑뚜둑 하는 소리가 나는데, 이것은 뼈가 제자리로 돌아가면서 나는 소리이므로 걱정하지 말자.

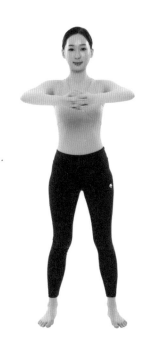

1

다리를 어깨 넓이로 벌린다. 턱을 몸쪽
으로 살짝 당기고, 가슴을 활짝 펴 바
른 자세로 선다. 양팔을 가슴 높이까지
올린 뒤, 양손을 깍지 끼고 팔을 둥글
게 만든다.

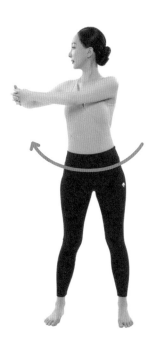

2

하반신을 고정시킨 상태에서 상반신
만 오른쪽으로 비튼다. 최대한 비튼 상
태에서 3초간 유지하고, 천천히 정면
으로 되돌아온다.

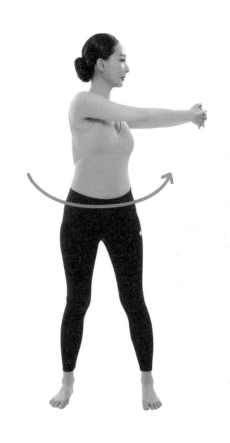

3

마찬가지로 하반신을 고정시킨 상태에서 상반신만 왼쪽으로
비튼다. 최대한 비튼 상태에서 3초간 유지하고, 천천히 정면
으로 되돌아온다. 좌우로 각각 3회씩 실시한다.

❗ 의자에 앉아서 하는 경우에는 턱을 당기고 가슴을 펴 바른 자세로 실시한다.

척추 늘이기

'척추 늘이기' 법은 철봉에 매달려 몸을 늘이는 신경 청소법이다. 매달리는 행위는 척추의 변형을 잡아주는 효과가 있어, 신경의 막힘을 해소하는 데 매우 효과적이다. 철봉이 없다면 빨래걸이대 등을 활용해도 좋다.

두 발을 지면에 디딘 상태에서 철봉을 붙잡는 것이 포인트다. 두 발을 떼고 철봉에 완전히 매달리게 되면 체중이 팔에만 쏠리게 되고, 몸에 부담이 되어 허리나 등의 통증을 유발할 수 있다. 또한 빨래걸이대를 사용할 경우, 체중을 버틸 만큼 강하지 않기 때문에 위험해질 수 있다. 하지만 두 발을 지면에 디딘 상태로 매달리면 체중이 크게 실리지 않으므로 안전하게 할 수 있다.

하루에 한 번만 해도 충분한 스트레칭 효과를 얻을 수 있다. 단, 골다공증 같은 이유로 쉽게 골절되는 사람들에게는 위험할 수 있으므로 주의가 필요하다.

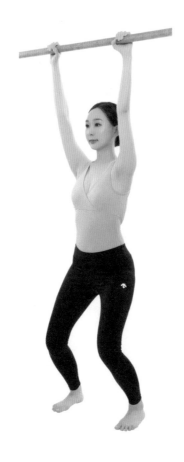

1

두 팔을 어깨너비만큼 벌려서 철봉을 잡는다. 발을 지면에 붙인 상태에서 무릎을 구부려 등 근육과 척추를 늘인 다음 1분간 유지한다.

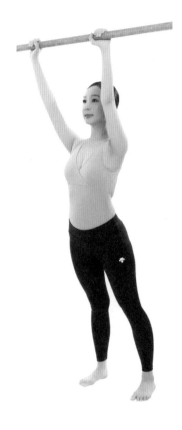

2

다음은 심화동작이다. 한 발 뒤로 물러선 다음, 발을 지면에 붙인 상태에서 배꼽을 앞으로 내밀며 몸을 젖힌다. 팔에서 옆 구리까지의 근육, 복근 등 전신을 충분히 늘인다. 1분간 유지 한다.

> ❗ 균형을 잃어 넘어지거나 다치지 않도록 안전에 주의를 기울이자.

의자에서 웅크리기

'의자에서 웅크리기' 법은 골절되기 쉬운 사람도 걱정 없이 실시할 수 있는 방법이다. 의자에 앉아서 하기 때문에 발에 통증이 있는 사람도 편하게 할 수 있다. 하지만 등이나 허리에 강한 통증이 있는 상태에서 실시하면 위험할 수 있으므로 주의가 필요하다.

이 체조는 원래 추간판 탈출증(허리디스크)에 시달리는 환자의 통증을 경감시키기 위해서 실시하는 체조를 신경 청소에 접목한 방법이다. 추간판 탈출증은 뼈와 뼈 사이에 있는 추간판이 튀어나와 신경을 압박하고, 그 때문에 신경의 흐름이 막혀 누전이 일어난 상태를 말한다. 체조로 척추를 곧게 펴거나 웅크리면 어긋났던 뼈가 본래의 위치로 돌아와, 튀어나온 추간판이 제자리를 찾게 되고 신경의 막힘과 누전이 해소된다. 디스크가 없는 경우에도 등과 허리를 스트레칭하면 신경의 막힘이 뚫려 흐름이 원활해지므로 꼭 한 번 따라 해보길 바란다.

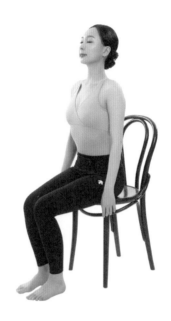

1

의자에 앉아 허리를 곧게 펴고
숨을 깊이 들이마신다.

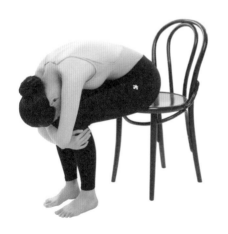

2

천천히 숨을 내뱉으며,
무릎을 감싸 안듯이 허
리를 최대한 웅크린다.
숨을 내뱉으며 3초간 유
지한다. ①~②를 3회 실
시한다.

팔굽혀 젖히기

몸을 젖히며 전면을 힘껏 늘이는 '팔굽혀 젖히기' 법은 의자 등받이, 부엌 싱크대처럼 허리 높이까지 오는 물체를 활용해 실시한다. 최근에는 운동기구가 설치되어 있는 공원이 많으므로 집 근처 공원을 이용하는 것도 좋다.

몸을 젖힐 때는 무리하지 말고, 적당히 기분 좋은 정도에서 멈추자. '적당히 기분 좋은 정도'라는 것은 사실 신경의 막힘이 해소되면서 흐름이 좋아진다는 증거다. 신경과 마음은 밀접하게 연결되어 있으므로 신경의 흐름이 좋아졌다는 것은 그만큼 마음도 재충전되었다는 것을 의미한다. 무리하게 하다 보면 오히려 허리와 등이 다칠 수 있으므로 주의해서 실시한다.

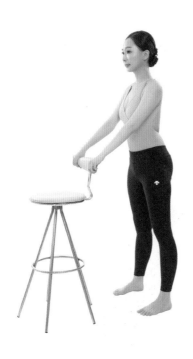

1

의자에서 30cm 정도 거리를 두고
선다. 다리를 어깨너비로 벌리고,
의자를 양손으로 잡는다.

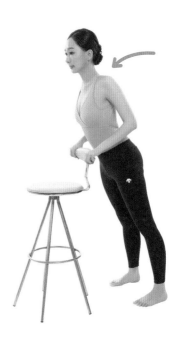

2

몸을 똑바로 펴고 팔꿈치를 굽혀
몸을 앞으로 기울인다. 체중을 의
자에 싣고 팔굽혀펴기를 한다는 느
낌으로 실시한다.

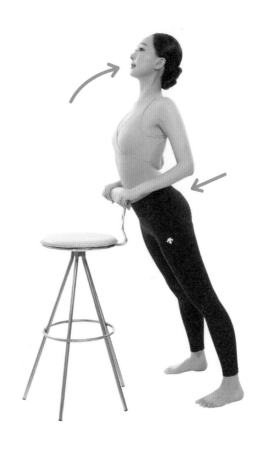

3

②의 상태에서 배꼽을 앞으로 내밀며 천천히 몸을 젖히고, 3초
간 유지한다. ②~③을 3회 실시한다.

> ❗ 의자 대신 싱크대를 잡고 실시해도 좋다. 안전에 각별히 주의하자.

손발 흔들기

'손발 흔들기' 법은 손발을 흔들어 근육을 쉬게 하면서, 동시에 신경에 적절한 전기를 흘려보내는 초간단 신경 청소법이다. 손발을 흔들면 관절, 근육, 힘줄의 움직임과 균형감각을 감지하는 심부지각을 자극할 수 있어서 온몸을 마사지하는 것과 동일한 효과를 기대할 수 있다. 또한 균형감각을 바로잡는 효과도 얻을 수 있어, 자세가 나쁘다는 것도 바로 알아챌 수 있다. 이 방법은 의자에 앉아서도 할 수 있으므로, 가벼운 마음으로 시도해보길 바란다.

몸을 흔들면 막혀 있던 신경 통로가 좋아지는 동시에 혈액의 흐름도 개선된다. 진동에 의해 산소가 전신으로 분포되어 미엘린의 회복도 촉진되므로 신경이 젊어진다.

'손발 흔들기' 법을 실시할 때는 손발에 힘을 빼고 실시한다. 힘을 준 채 흔들면 근육과 힘줄에 통증이 나타날 수 있으므로 주의해야 한다.

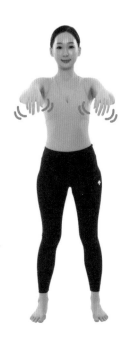

1

바르게 서서 팔꿈치를 가볍게 구부려 양팔을 가슴 높이까지 올린 뒤, 양쪽 손목에 힘을 빼고 5초간 흔든다.

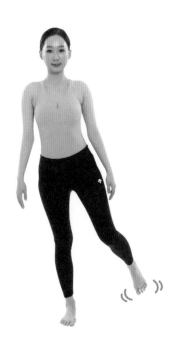

2

이어서 한쪽 발을 지면에서 15~20cm 정도 들어 올린다. 이때 무릎을 가볍게 구부려 다리가 완전히 뻗지 않도록 한다. 발목에 힘을 빼고 5초간 흔든다. 3회 실시한다.

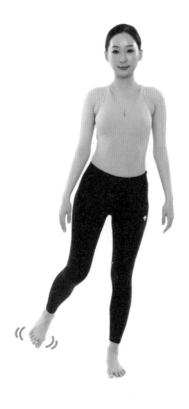

3

반대쪽 발도 동일한 방법으로 5초간 흔들고, 3회 실시한다.

❗ 신호 대기 중이나 지하철을 기다릴 때처럼 짧은 시간을 활용해보자.

지금까지 신경 청소법을 살펴보았다. 이렇게 간단한 방법으로 신경이 젊어진다니 놀랍지 않은가? 어떤 방법이든 꾸준히 실시하면 실시할수록 신경이 젊어지므로 우선은 기본 신경 청소법을 순서대로 실시한 다음, 응용편을 해보길 바란다. 분명 평소보다 머리가 개운해지고 컨디션이 좋아지는 느낌이 들 것이다. 그런 긍정적인 기분 또한 신경을 젊게 만든다.

하지만 짧은 시간 안에 할 수 있는 방법이라도 꾸준하게 실천할 자신이 없거나 어떤 날은 귀찮다고 생각된다. 이왕이면 무언가를 하는 김에 젊어지게 할 수 있다면 훨씬 좋지 않을까.

다음 장에서는 일상생활 속에서의 습관을 조금씩 바꿔 신경을 젊게 만드는 방법들을 소개한다. 매일 하고 있는 일들을 약간만 변형했을 뿐이기 때문에 곧바로 실천할 수 있다. 다음 장을 잘 읽고 따라 하여 일상 속에서부터 신경이 젊어지는 생활을 하자!

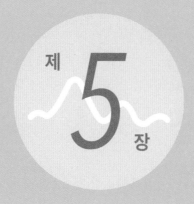

제 5 장

매일매일 신경이 젊어지는
11가지 습관

단 2가지로 신경은
매일 젊어진다

앞서 신경을 젊게 만드는 2가지 신경 청소법을 소개했다. 얼굴의 신경을 자극하는 '얼굴 주무르기' 법과 신경의 통로를 확보하는 '자세교정' 법이다. 모두 간단하게 실시할 수 있으므로 가벼운 마음으로 실시해 보자.

다만 골다공증의 우려가 있는 사람이 무리해서 척추를 늘이면 오히려 허리에 통증을 유발할 가능성이 있으니 주의해야 한다. 바빠서 매일 실시할 수 없는 사람도 있을지 모른다. 그래도 괜찮다. 평소 생활 속에서 신경을 젊게 만드는 데 도움이 되는 2가지를 의식하는 것만으로도 신경의 활기를 되찾을 수 있다.

이때 의식해야 하는 2가지 요소가 '오감'과 '자세'다. 2가지를 의식하면 똑같이 반복되던 일상이 '신경이 젊어지는 생활'로 대변신한다. 서장에서도 언급했듯이 오감을 곤두세우라는 것은 신경을 곤두세우라는 말과 같다. 감각신경을 반복해서 자극하면 신경의 흐름이 좋아지고, 누전을 방지하는 전선 커버인 '미엘린(49쪽 참조)'도 튼튼하게 감긴다.

더욱이 신경의 흐름이 좋아지면 뇌에 수많은 정보가 들어가게 되고 뇌는 필사적으로 그 정보에 반응한다. 그 결과 뇌가 활성화된다. 또한 자세는 바르게 하는 것만으로도 온몸에 혈액과 산소가 원활하게 흐르므로 신경의 막힘을 해소할 수 있다. 그렇기 때문에 평소에 꾸준히 오감을 자극하고 자세를 바르게 하면 특별히 무언가를 시간 내서 하지 않아도 신경은 젊어질 것이다.

이번 장에서는 일상생활 속에서 누구나 할 수 있는 11가지 습관에 대해서 이야기하고자 한다. 어떻게 하면 조금이라도 더 효율적으로 일상 속에서 오감을 자극하고, 자세를 바르게 할 수 있는지 알려준다. 소개하는 11가지 습관을 전부 실천하지 않아도 된다. 우선 자신이 할 수 있는 것부터 가볍게 시작해보자. 조금이라도 신경의 흐름을 부드럽게 만들면 신경의 노화 속도를 줄일 수 있다.

아침에 30초
잇몸 마사지하기

.
.
.

'양치질'에서부터 신경이 젊어지는 생활을 시작해보자. 인간의 얼굴에는 수많은 신경이 집중되어 있다. 그중에서도 특히 입 안은 삼차신경이라는 감각신경이 집중되어 있어 매우 민감하다. 특히 잇몸에는 40개 이상의 혈이 있다. 그중에서도 강력하게 추천하는 부분이 코 옆 움푹 팬 곳에 있는 혈이다.

'천영향(일본에서는 영향과 천영향을 구분짓지만, 한국에서는 별도로 구분하지 않고 영향으로 통칭한다. _옮긴이)'이라 불리는 이 혈을 누르면, 뇌의 혈류가 광범위하게 증가해 고산소 상태가 된다는 것은 뇌기능 계측기에 의해 밝혀졌다.

참고로 109쪽에서 소개한 '얼굴 꼬집기' 법에도 중지로 콧방울 옆을

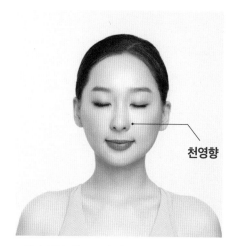

코 옆의 움푹 팬 곳보다 살짝 위에 천영향이 있다.

자극하라고 했는데, 이것은 천영향 혈을 입안이 아닌 피부 위에서 자극하는 것이다. 그 효과는 40쪽의 데이터를 참고하길 바란다. 그렇다면 그저 멍하니 양치만 하고 있기에는 아깝지 않은가?

내가 추천하는 방법은 칫솔을 사용해 잇몸을 가볍게 닦는 것이다. 치아뿐만 아니라 신경이 집중되어 있는 잇몸을 마사지하여 감각신경을 자극하는 것이다. 평소처럼 양치질을 할 때에도 칫솔 끝이 자연히 잇몸을 자극하여 마사지 효과가 있지만, 신경을 젊게 만들고자 한다면 조금 더 적극적으로 잇몸을 자극해야 한다.

평소처럼 양치질을 한 후, 칫솔을 사용해 잇몸을 마사지해보자. 물론 잇몸은 민감한 부분이기 때문에 칫솔로 너무 세게 문지르면 출혈이 생기거나 구내염이 생길 수 있다. 부드러운 칫솔모를 사용해 치아 뿌리 근처를 부드럽게 자극하면 된다.

감각신경이 집중되어 있는 잇몸을 자극하면 신경은 젊어진다. 구체적으로 다음과 같은 방법으로 실천하길 바란다.

- 잇몸에 칫솔을 가볍게 대고, 상처가 생기지 않도록 부드럽게 칫솔을 움직인다.
- 윗잇몸의 좌, 우, 가운데를 한 곳당 5초씩 마사지한다. 아랫잇몸도 동일하게 실시한다.

최대한 가볍고 부드럽게 자극하자. 한 곳당 10초 이상 자극하지 않도록 하자. 더러움을 씻어낸다는 느낌으로 힘을 주어 문지르면 잇몸에 상처가 생길 수 있으므로 주의하자.

3곳
집중 샤워하기

．
．
．

두 번째 습관은 '목욕'이다. 당신은 하루 중 어떤 시간에 목욕을 하는 가? 아마도 아침과 낮보다는 저녁에 목욕을 하는 사람이 많을 것이다. 아무래도 저녁에 따뜻한 물에 몸을 담그면 기분 좋게 하루의 피로를 풀 수 있다. 하지만 저녁시간에는 하루 동안 쌓인 피로에 지쳐 목욕할 기력과 체력이 남아 있지 않은 사람도 많다.

그런 사람들에게는 아침 샤워를 추천한다. 신경을 젊게 하는 포인 트는 강한 수압으로 신경이 집중된 부위 3곳을 집중적으로 자극하는 것이다. 가능하다면 각 부위를 20초씩 자극하길 바란다. 그렇게 하면 피부의 압력을 느끼는 센서가 자극되어 감각신경이 단련된다. '따뜻하 다', '기분 좋다' 같은 감각이 일깨워져 뇌에 전달되면 OK다.

여기서 당신에게 한 가지 질문을 하겠다. 샤워를 집중적으로 해야 하는 3곳이 과연 어디일까? 힌트는 38쪽에 있는 '펜필드의 호문쿨루스 그림'에 있다. 뇌의 감각령 중 가장 넓은 영역을 차지하는 곳이 몸의 어느 부분이었는지 떠올려보자.

첫 번째는 '얼굴'이다. 감각령의 절반은 얼굴이 차지한다. 눈이나 입 등의 감각기관뿐만 아니라, 뺨이나 관자놀이 등 신경이 통하는 부위까지 빠짐없이 꼼꼼하게 약 20초 동안 얼굴 전체에 샤워기를 대고 자극한다. 다만, 피부가 약한 사람은 피부에 트러블이 발생할 수 있으므로 수압을 약하게 조절한 후 실시한다.

나머지 두 군데는 '손'과 '발'이다. 좌우 10초씩 자극한다. 손과 발은 얼굴과 비교했을 때 피부가 비교적 두꺼워 자극에 대한 내성을 갖고 있기 때문에 피부가 약한 사람도 안심하고 실시할 수 있다. 손은 감각령의 4분의 1 정도를 차지하기 때문에 자극하면 감각신경이 크게 단련된다. 손바닥뿐만 아니라 손등도 정성껏 자극한다. 또한 발을 자극할 때는 넘어지지 않도록 반드시 앉아서 실시한다. 발은 신발에 압박되어 있는 시간이 긴 만큼, 더욱 확실하게 자극하여 감각신경을 되살려야 한다. 안정된 자세에서 발바닥, 특히 한가운데를 중점으로 자극한다.

욕조에 들어가서 목욕을 할 경우에는 뜨거운 물로 신경을 활성화시키자. 단, 43도 이상이 되면 심장에 부담이 커지므로 계절에 따라

40~42도 정도가 적당하다. 뜨거운 욕조에 들어갈 때는 시간은 짧게, 어깨까지 담그지 않는 것이 기본이다. 만약 몸을 푹 담그고 싶다면 미지근한 물로 목욕을 하자. 입욕 후에는 수건으로 문지르듯 닦지 말고 가볍게 두드리듯 닦으면 피부를 보호할 수 있고, 동시에 감각신경에도 적당한 자극을 줄 수 있다.

귀이개로
귓구멍 자극하기

●
●
●

목욕 후에는 젖은 상태의 귓속을 귀이개나 면봉으로 닦는다. 아시아 인들에게는 흔한 습관이지만, 사실 스스로 자신의 귀를 청소하는 습관을 가진 나라는 많지 않다. 대부분의 나라가 이비인후과에 가서 진찰을 받고 귀지를 빼기 때문에, 스스로 귀 청소를 한 번도 해보지 않은 사람도 많다.

애당초 귀이개를 판매하지 않는 나라가 많다. 긴 숟가락 모양의 귀이개를 사용하는 곳은 동아시아에 한정되어 있으며, 전 세계적으로 주로 사용하는 귀 청소도구는 면봉이다. 그 이유는 귀지 타입의 차이에 있다.

귀지에는 '드라이 타입'과 '젖은 타입' 두 종류가 있다. 귀지가 건조하고 딱딱해 귀이개로 청소하기 쉬운 유형이 드라이 타입이며, 젖은 타입의 경우에는 귀지가 축축하기 때문에 면봉으로 청소하지 않으면 깔끔하게 닦아낼 수 없다. 일본인의 약 60%는 드라이 타입이지만, 유럽과 미국의 경우에는 젖은 타입이 약 90%를 차지한다. 그래서 동아시아를 제외한 곳에서는 귀이개로 귀를 청소하는 문화가 없다.

사실 귀는 자연스럽게 귀지가 밖으로 배출되는 구조로 되어 있으며, 귓구멍의 피부에는 귀지를 밀어내는 힘이 있다. 그렇다면 귀를 청소하지 않고 그냥 내버려두면 되는데 어째서 귀이개를 사용하는 것일까? 단순하다. 귀 청소를 하면 기분이 좋아지기 때문이다.

단순해 보일지 모르지만 이 '기분 좋음'도 신경과 매우 밀접한 관계를 가진다. 평균적인 귓구멍의 크기는 7mm 정도로 작지만, 사실 귓구멍 앞쪽에는 삼차신경, 뒤쪽에는 설인신경이라는 서로 다른 신경이 지나고 있다. 한 부위에 2개의 신경이 있다는 것은 자극에 그만큼 더 민감하다는 것을 의미한다. 그래서 귀이개로 적당한 자극을 가하기만 해도 기분이 좋아지는 것이다.

바꿔 말해, 귀이개를 사용하면 2개의 신경을 동시에 자극할 수 있다. 면봉으로 아무렇게나 닦는 것이 아니라 각각의 신경을 의식해서 귀를 청소하면, 신경을 단련시키는 것과 동일한 효과를 얻을 수 있다. 다만, 귀 청소를 지나치게 하는 것은 금물이다. 귓구멍 안의 피부는 매우 얇기 때문에 상처가 생기기 쉽고, 외이염으로 이어질 가능성이 있다. 매일 귀이개를 사용하고 싶다면 양쪽 귀 각각 10초 정도면 충분하다. 앞쪽을 5초, 뒤쪽을 5초씩 자극한다. 이때 귀이개를 귓구멍 입구에서 약 1cm 정도만 넣어야 한다. 너무 깊게 넣으면 오히려 귀지를 안쪽으로 밀어 넣을 수 있기 때문이다.

또한 귀이개와 마찬가지로 신경을 젊게 만드는 익숙한 습관을 꼽자면, 여성의 '화장'과 남성의 '면도'가 있다. '재활 메이크업', '화장요법'이라는 말을 들어본 적이 있는가? 재활 메이크업은 사고나 질병 등으로 생긴 상처나 멍을 감추기 위한 화장이지만, 그것만이 목적은 아니다. 화장을 함으로써 환자가 자신의 외관을 받아들여 사회로 복귀하는 것이 목적이고, 심신의 건강과 삶의 질을 올리는 것을 목표로 한다. 화장요법은 고령인 분들에게 실시하는 정신요법 중 하나로, 치매 여성 환자에게 화장을 해줌으로써 예뻐지고 싶다는 심리를 자극하고 감정을 활성화시켜 치매를 개선하자는 목적으로 시작되었다.

재활 메이크업과 화장요법이 의료와 밀접하게 연결되어 있는 이유는 화장을 하는 행위 자체가 뇌와 신경을 활성화시키기 때문이다. 실제로 내가 운영 중인 클리닉에서 화장을 하고 있을 때와 하고 있지 않을 때의 뇌파를 비교한 적이 있는데, 화장을 하고 있을 때의 뇌파 활성도가 높았다는 사실이 검증되었다. 신경이 집중되어 있는 부위인 얼굴을 만지는 것, 다양한 색과 향의 화장도구를 사용하는 것, 그리고 손가락 끝을 움직이는 것이 감각신경과 운동신경을 자극한다.

남성이라면 화장 대신 면도를 해보자. 이때 일반면도기가 아닌 전기면도기 사용을 추천한다. 왜냐하면 전기면도기는 소리와 진동이라는 자극으로 신경을 더욱 활성화시키기 때문이다.

어쨌든 몸을 단장하면 신경에 자극을 줄 뿐 아니라, 정신위생상으로도 좋은 효과가 있다. 반대로 몸단장에 무관심하다면 신경의 자극을 잃어 뇌의 노화가 진행되고 있을지도 모르니 살펴볼 필요가 있다.

화장실 안에서
생각하는 사람 되기

●
●
●

생활스타일의 서구화로 최근에는 일반 가정은 물론이고 공공시설 등에서도 재래식 화장실을 거의 볼 수 없다. 쭈그리고 앉아야 하는 재래식 화장실과 달리, 앉기만 하면 되는 서양식 화장실은 나이가 많은 사람이나 무릎이 좋지 않은 사람에게 편안함을 제공하면서 널리 보급되기 시작했다.

다만 신경을 젊게 만든다는 측면에서 보면, 쭈그리고 앉아서 균형을 잡아야 하는 재래식 화장실이 조금 더 낫다. 또한 재래식 화장실은 자연스럽게 몸이 앞으로 기울어진 자세가 되기 때문에 배변하기 쉽다는 이점도 있다.

일본 후생노동성의 '2013년 국민생활기초조사'에 따르면 변비에 시달리는 일본인은 약 476만 명으로 여성과 고령자의 비율이 높으며, 그 수는 해마다 증가하는 추세다. 외국인에 비해 일본인의 장이 길다는 점과 식생활의 서구화를 그 이유로 꼽고 있는데, 나는 화장실의 서구화 역시 그 원인 중 하나라고 생각한다. 하지만 편안한 서양식 화장실에 익숙해진 이상, 이제 와서 다시 재래식 화장실로 리모델링할 수는 없다. 그래서 서양식 화장실에서 재래식 화장실처럼 상쾌하게 배변할 수 있는 동시에 신경도 젊게 만드는 방법을 소개하겠다.

바로 배변할 때 '생각하는 사람' 포즈를 취하는 방법이다. 재래식 화장실에서 쭈그리고 앉아 대변을 보던 것과 마찬가지로 몸을 앞으로 기울인 자세를 취하면 된다. 포인트는 두 발을 바닥에 붙이는 것이다. 고령자나 어린이의 경우에는 변기가 높아서 발이 바닥에 닿지 않는 경우가 있다. 그럴 때는 받침대를 준비하여 높이를 조절한다. 발이 바닥에 닿지 않으면 불안정하기 때문에 제대로 배에 힘을 줄 수 없기 때문이다. 그리고 발끝이 보일 정도로 구부정한 자세를 취한다. 이때 무릎 위에 팔꿈치를 붙이면 바로 '생각하는 사람' 자세가 된다. 이 포즈를 취하면 장에 압력이 가해져 대변이 자연스럽게 나온다.

다만, 이 포즈를 오랫동안 지속하고 있으면 복부 내에 압력이 가해져 심장에 부담을 줄 수 있으므로 10초간 생각하는 사람 포즈를 취했다면 허리를 펴고 5초 동안 충분히 숨을 들이마신다. 그리고 다시 10초 동안 생각하는 사람 포즈를 취한다. 이것을 여러 번 반복한다. 허리를 펴면 장간막이 넓어져, 이곳을 지나는 신경의 흐름이 좋아진다. 그 결과 대장의 움직임이 활발해져 시원하게 배설할 수 있다.

이때 주의해야 할 점은 배에 힘을 줄 때는 절대로 숨을 참으면 안 된다는 것이다. 숨을 참는 편이 배변하기 쉽다고 생각하겠지만, 숨을 참고 힘을 주면 항문에 힘이 과하게 들어가 항문질환에 걸리거나, 뇌혈관이 터져 뇌졸중을 일으킬 위험이 있다. 특히 고령자는 주의가 필요하다. 배변 시에는 숨을 참지 말고 숨을 내뱉으며 배에 힘을 주도록 한다.

앞서 화장실의 서구화를 걱정했지만, 서양식으로 바뀌어 다행인 부분도 있다. 그중 하나가 비데의 등장이다. 휴지로 닦는 것보다 위생적이며 항문질환 예방에도 효과적이다. 수압으로 항문을 자극하면 변의가 재촉되므로 변비인 사람들에게 특히 추천한다. 또한 신경을 자극한다는 의미에서도 반드시 사용하길 바란다. 다만, 지나치게 강한 수압은 점막에 상처를 줄 수 있으므로 과하게 사용하지 말자.

변비에 걸리면 장의 움직임이 느려지고, 영양을 흡수하기 어려워지며, 복부 내 압력이 상승하기 때문에 심장에도 부담을 준다. 그래서 변비인 사람은 혈압이 높아지기 쉬우며, 뇌졸중에 걸리기도 쉽다. 물론 혈류도 나빠지기 때문에 신경에도 좋지 않다. 상쾌한 배변을 위해서 그리고 신경을 젊게 만들기 위해서라도 10초간 생각하는 사람 포즈를 취해보길 바란다.

집의 통로를
정리하기

⊕
•
•
⊕

다섯 번째 습관은 '청소'다. 집의 통로를 정리하면 신경의 흐름도 부드러워진다. 나이가 들어 체력이 떨어지면 이전까지 평범하게 해오던 집안일도 힘에 부친다. 그중 하나가 청소다. 클리닉을 방문하는 환자 중에도 '청소기를 돌리면 허리가 너무 아파요'라며 한숨짓는 사람이 많다. 그런 이야기를 들을 때마다 나는 환자에게 올바른 청소기 사용법을 알려준다. 잘못된 사용법으로 청소기를 돌리기 때문에 허리에 지나치게 부담이 가해지고 그러다 신경을 다치는 경우도 많기 때문이다.

흔히 하고 있는 잘못된 청소기 사용법은 다음 2가지다.

- **멀리까지 손을 뻗어 청소기 노즐을 움직인다**

서둘러 청소를 끝내고 싶은 마음에 한 번에 먼 거리까지 청소하는 경우가 많은데, 그러면 자세도 구부정해질 뿐더러 노즐 흡입구가 바닥에서 떨어져 먼지를 잘 빨아들이지도 못한다. 한 번에 청소기 노즐을 움직일 수 있는 적절한 거리는 신장 160cm일 경우 80cm, 150cm일 경우 75cm다. 청소기를 조작하는 사람 키의 절반 정도 되는 거리가 자세를 구부정하게 만들지 않기 때문에 허리 신경에 부담이 가지 않아 적당하다.

- **힘을 주어 바닥을 싹싹 문지른다**

조금이라도 더 많은 먼지를 빨아들이려고 구부정한 자세로 힘을 줘가며 청소기로 바닥을 싹싹 문지르지 않는가? 이 방법 역시 피로만 쌓일 뿐, 정작 먼지는 제대로 빨아들이지 못한다. 바닥에 노즐을 강하게 누르면 오히려 흡인력이 떨어진다. 청소기 노즐은 바닥에 가볍게 두고 천천히 움직여야 훨씬 더 먼지를 잘 빨아들인다.

위의 잘못된 2가지 청소법에서 공통적으로 나타나는 것은 구부정한 자세로 청소기를 사용한다는 점이다. 이 자세는 허리에 큰 부담을 줄 뿐만 아니라, 폐가 수축되기 때문에 몸 안의 산소를 부족하게 만든다. 산소부족은 신경을 막히게 하는 커다란 원인이다. 신경을 위해서라도 절대로 해서는 안 되는 자세다.

여기에서 이야기의 범위를 조금 넓혀보자. 최근 뉴스에서 '쓰레기 집' 문제가 거론되고 있다. 혼자 사는 고령자가 체력적으로 힘에 부치거나 의욕 저하 등의 이유로 쓰레기 배출과 청소를 하지 못해 쓰레기 집이 된 경우가 대다수다. 의욕 저하와 신경의 노화는 밀접하게 연관되어 있으므로 신경의 노화가 쓰레기 집을 낳는다고 해도 과언이 아니다.

이러한 집에서 생활하는 것은 위생상으로도 문제가 있으며 부상의 위험도 높아진다. 물론 신경이 더욱 빨리 노화된다는 의미에서도 좋지 않다. 왜냐하면 쌓여 있는 쓰레기 때문에 집 안에서 이동할 수 있는 범위가 좁아져 신경을 자극할 기회가 줄어들기 때문이다. 쓰레기 집까지는 아니더라도 마찬가지다. 나이가 들면 정리 정돈하는 것이 힘에 부치기도 하고, 집 안의 공기를 환기시키는 것조차 귀찮아져 잘 하지 않게 된다. 그렇지만 집의 통기성이 나빠진다는 것은 신경의 통로를 악화시키는 것과 같으니 주의해야 한다.

직접 청소하기 어렵다면 다른 사람의 손을 빌리거나 청소 업체를 이용하는 방법도 있다. 집 안의 통풍을 좋게 하면 이동할 수 있는 면적이 늘어나는 만큼 신경의 흐름도 반드시 좋아진다.

세탁과 요리를
발뒤꿈치로 서서 하기

●
●
●

세탁과 요리 등 집안일을 할 때 신경을 젊게 만드는 방법에 대해서 알아보자. 부엌에 서서 설거지나 요리를 할 때는 아무래도 자세가 비뚤어지게 되는 경향이 있다. 특히 싱크대가 낮으면 허리를 구부린 상태에서 일을 하게 되기 때문에 허리에 큰 부담을 준다. 또한 칼을 사용할 때도 무의식중에 어깨가 굽어 새우등이 되는 경우가 많은데, 이런 자세로 많은 양의 양배추를 채 썰기라도 한다면 쉽게 피로해지거나 통증을 느끼는 것이 당연하다.

부엌일은 허리가 아프기 마련이라며 많은 이들이 포기하고 있던 부분일지도 모르지만, 가능한 한 일상생활 속에서 자세가 나빠지는 습관을 고치려고 노력해야 한다. 이것은 지금까지 이야기해온 부분과

일맥상통하는 부분이다.

여기서 내가 추천하는 방법을 집안일 할 때 적용하면, 나쁜 자세를 해결할 수 있을 뿐만 아니라 신경도 젊어진다. 그 방법은 바로 '발뒤꿈치로 서기'다. 부엌에서 일을 할 때, 그냥 서 있지 말고 발가락이 있는 발끝을 올리고 발뒤꿈치로 서보자. 균형을 잡기 어렵다면 대나무 목침 등을 발끝에 대도 좋다.

발뒤꿈치로 서면 몸이 균형을 잡기 위해 자연스럽게 배에 힘이 들어가고 척추가 곧게 펴진다. 이때 몸을 굽히더라도 허리를 굽히는 것이 아니라, 고관절로 몸을 굽히는 것이기 때문에 허리에 부담이 적게 가는 좋은 자세가 된다. 평소에 발뒤꿈치를 올리는 까치발 서기는 종종 하게 되어도, 발뒤꿈치로 서볼 기회는 거의 없다.

까치발로 서면 정강이 근육을 늘릴 수는 있지만, 종아리 근육은 수축된 채로 있다. 종아리는 하반신에 쌓인 혈액을 심장으로 돌려보내는 중요한 역할을 담당하여 제2의 심장이라 불린다. 그래서 종아리 근육이 수축되면 건강에 좋지 않음은 물론이고, 이곳을 지나는 중요한 신경이 녹슬게 된다. 발뒤꿈치로 서면 자세를 바로잡을 수 있고, 평소에 잘 늘이지 못했던 종아리 근육을 스트레칭할 수 있으며, 동시에 심장으로 이어지는 중요한 신경도 자극할 수 있다.

발뒤꿈치로 서기는 부엌에서뿐만 아니라 빨래를 할 때도 시도할 수 있다. 빨래를 널 때 발끝을 위로 올린 채 발뒤꿈치로 걷는 것도 좋으며, 벽돌 등을 발끝으로만 밟은 채 빨래를 널어도 좋다. 다만 몸의 균형이 무너지지 않도록 조심해야 한다. 또한 굽이 높은 샌들 등을 신는 것은 위험하기 때문에 되도록 신지 않는다.

쇼핑하며
오감 일깨우기

이번에는 '쇼핑'으로 신경을 젊게 만들어보자! 마트에 장을 보러 가는 길에, 쇼핑할 돈을 은행에서 찾을 때, 매장을 돌아볼 때, 구입한 물품을 계산할 때 모두 신경이 젊어질 수 있다.

우선 마트에 장을 보러 갈 때 혹시 자전거를 이용한다면, 이때 신경써야 할 부분이 바로 자세다. 새우등이 되어 얼굴을 내미는 듯한 자세로 자전거를 타는 사람을 흔히 볼 수 있는데, 신경 건강 면이나 안전성면에 있어서 매우 위험하다.

자전거를 운전하는 사람은 한 곳만 응시하기 때문에 바로 눈앞의 좁은 공간밖에 보지 못한다. 한 곳만 응시하며 돌진하는 운전은 오감 중에서 '시각'만 사용한다. 게다가 극단적으로 시야가 좁아지기 때문에 좌우를 제대로 살피지 못한다.

이왕 자전거를 탄다면, 피부로 바람을 느끼고 새의 울음소리와 아이들의 웃음소리에 귀를 기울이고 주변의 푸르른 나무와 아름다운 꽃을 사랑스럽게 바라보며 달리는 마음의 여유가 필요하다. 자전거에 탈 때는 허리를 반드시 펴고, 주변의 다양한 환경에 안테나를 세워보자. 그렇게 감각신경을 풀가동시켜야 갑작스럽게 튀어 나오는 아이들도 대응할 수 있고, 충돌 사고도 예방할 수 있다. 동시에 수많은 자극을 느끼면 감각신경도 활발해진다.

쇼핑을 하려면 '돈'이 필요하다. 은행에서 돈을 찾을 때는 가능하다면 창구가 아닌 ATM 기계를 사용하길 바란다. 기계 조작은 뇌와 신경을 활성화시키는 데 도움을 주므로 ATM 기계가 아닌 창구를 이용하면 신경이 좋아질 기회를 놓치는 것이나 다름없다. ATM 기계로 '펜필드의 호문쿨루스 그림'에 크게 그려져 있는 부분인 손가락과 머리를 최대한으로 사용할 수 있다. ATM 기계야말로 '신경 회춘 기계'라고 할 수 있다.

드디어 은행에서 돈을 찾아 마트에 도착했다면, 이때 여러분에게 꼭 추천하는 방법은 오감을 자극하면서 매장을 돌아보는 것이다. 과일코너에는 선명한 색감의 과일과 채소들이 진열되어 있다. 여기서 5개의 색을 찾아보자. 녹색 잎의 채소, 노란색의 파프리카와 레몬, 오렌지색 귤이나 당근, 보라색 가지나 붉은 양배추, 적색 토마토 등 계절에 따라 다양한 색감의 재료를 발견할 수 있다. 향을 맡아보는 것도 좋다. 마찬가지로 생선코너에도 화려한 생선들이 있으니 색을 찾아가며 시신경을 자극해보자.

시식코너가 있다면 부담 없이 먹어보자. 먹는 것은 오감을 최대한 사용하는 행위다. 우선 시식음식을 눈으로 보고, 향을 즐기고, 입에 넣어 씹으며 혀로 느끼고, 씹었을 때의 소리를 귀로 즐긴다. 그리고 천천히 맛을 본다. 이것만으로도 오감을 확실히 자극할 수 있다.

그리고 구매목록 상품을 바구니에 넣은 다음 계산대에서 지불한다. 여기서 신용카드로 간편하게 계산을 끝내면 신경은 단련되지 않는다. 귀찮더라도 현금을 사용하는 편이 손끝의 신경을 자극하기 때문에 신경을 젊게 만드는 데에도 효과적이다.

특히 추천하는 방법은 동전을 적극적으로 사용하는 것이다. 손쉽게 신용카드를 사용하거나 지폐를 사용하기보다 되도록 동전을 사용해보자. 꺼내기 불편한 동전지갑 속에서 동전을 찾고, 금액을 계산하는 것만으로도 신경을 일깨우는 데 도움이 된다. 뇌의 신경뿐만 아니라 손끝으로 지갑 속에서 동전을 찾고 꺼내는 행위를 통해 감각신경을 자극할 수 있으니, 일석이조다.

당신의 지갑 안에 멋진 신용카드가 빛나고 있어도, 뇌와 손끝의 신경을 사용해 동전을 잡고, 동전으로 계산해 감각을 일깨워보자.

울퉁불퉁한 곳에서
산책하기

＊
.
.
＊

운동으로 온몸의 근육을 자극하고 신경을 단련하는 것이 좋다는 것은 알지만, 시간이 갈수록 점점 다양한 스포츠에 도전하기 어려워진다. 무리해서 운동을 하다가 다치기라도 하면 모든 것을 잃을 수 있기 때문에 신중해지는 마음도 충분히 이해한다.

그러한 점을 고려했을 때 산책이나 걷기 운동은 남녀노소 누구나 쉽게 할 수 있으며, 무리한 운동이 아니므로 다칠 위험도 적다. 필요한 물건도 운동화와 모자 정도라서 복잡한 장비 없이도 마음만 먹으면 언제든지 시작할 수 있다. 또 걸어다니는 것은 자전거를 이용하는 것보다 오감을 자극하며 주변 풍경을 천천히 즐길 수 있다는 장점도 있다. 바른 자세로 공기를 충분히 들이마시면서 걸으면 신경은 반드시 좋아진다.

특히 신경을 단련하려 한다면, 해안의 모래사장이나 강변의 비포장 도로는 매우 이상적인 산책코스다. 발바닥 전체로 울퉁불퉁한 자갈이나 푹푹 빠지는 모래사장의 촉감을 느끼면서 걸으면 신경을 효과적으로 단련할 수 있다.

발바닥에 자극을 줄 수 있도록 지면이 불안정한 곳을 코스로 넣어 산책을 해보자. 다만 지나치게 지면이 불안정하면 넘어질 위험이 있기 때문에 다리와 허리가 약한 사람은 아스팔트 길 같은 걷기 쉬운 평평한 코스를 걷도록 한다.

산책을 할 때는 마음속으로 '하나, 둘, 하나, 둘' 리듬을 세어가며 자신에게 맞는 속도로 걷는다. 작은 목소리로 말하면서 걸어도 좋다. 그러면 청각도 자극할 수 있어 일석이조다. 고령자의 경우, 걸을 때 발바닥 전체로 바닥을 스치듯이 걷는 경향이 있어, 보폭을 넓히기 어려울지도 모른다. 보폭을 넓히기 어렵다면 리듬에 맞춰서 걷는 것만 해도 좋다.

'건강에 좋은 걸음걸이'에 대해 이런저런 속설이 많다. 사람들은 그런 이야기를 들으면 하루에 얼마나 걸어야 하는지, 어느 정도의 속도로 걸어야 좋은지 궁금해하며 우왕좌왕한다. 그러나 그런 말들은 이제 신경 쓰지 않아도 된다. 신경을 젊게 만드는 관점에서는 자신의 체력에 맞춰 걷는 것이 가장 중요하기 때문이다. 얼마나 걸었는가, 칼로

리를 얼마나 소모했는가를 의식하기보다 산책 자체를 즐기며 꾸준하게 지속하는 편이 신경에 좋다. 부담 없이 산책을 즐기는 습관을 몸에 익혀보자.

어중간하게
독서하기

독서는 우리의 마음을 풍요롭게 만드는 최고의 취미생활 중 하나이지만, 때로는 읽기 힘들 때도 있다. 예를 들어 읽는 것 자체가 귀찮거나 눈이 잘 보이지 않아 읽고 싶어도 읽을 수 없는 괴로운 상태일 때 그렇다.

눈이 나빠지는 것도 잊어버린 채 집중할 정도로 재밌는 책을 찾았다 하더라도 그것은 그것대로 힘든 일이다. 독서를 자주하는 사람이라면 눈 깜짝할 사이에 시간이 지나 몸이 뻣뻣하게 굳어진 경험을 여러 차례 해봤을 것이다. 무아지경이 되어 시간 가는 줄도 모르고 독서에 집중하는 것은 사실 신경을 노화시키는 원인이다. 쉬지 않고 계속 읽는 행위는 과잉된 정보가 끊임없이 신경에 흐르는 상태가 되기 때문이다.

신경에 전기가 과하게 흐르면 눈도 뇌도 피곤해진다. 그렇게 되면 눈의 신경에 '막힘'이 생긴다. 또한 어깨와 목 등의 근육이 굳으면 젖산 등의 피로물질이 쌓여 신경의 흐름이 더욱 나빠진다. 특히 무릎 위에 책을 놓고 읽거나, 침대나 소파에 엎드린 자세로 독서에 열중하는 것은 피하도록 한다. 무릎에 올린 책을 읽기 위해서 목을 아래로 굽혀야 하고, 엎드려서 하는 독서는 허리가 휘면서 부자연스러울 정도로 힘이 들어가 허리와 척추에 큰 부담을 준다. 그야말로 신경의 막힘을 직접적으로 일으키는 동작이다.

그렇다면 신경이 젊어지는 독서법이란 무엇일까? 바로 30분간 집중적으로 책을 읽었다면, 책을 덮고 1분간 공상 타임을 갖는 것이다. 이렇게 하면 우선 시신경에 피로가 쌓이지 않는다. 같은 자세를 계속 취하지 않아도 되기 때문에 목과 어깨 근육에 대한 부담도 훨씬 덜해진다. 눈과 근육이 편안해지면 그만큼 신경도 재충전된다.

공상 타임을 가질 때는 눈을 감고 읽었던 책 내용의 이미지를 머릿속에 떠올린다. 그렇게 함으로써 뇌의 피로가 회복되는 동시에 읽었던 내용을 되돌아보게 되어 책의 내용을 잊어버리지 않는다. 1분이 지나면 뇌로 이미지 떠올리기를 멈추고 다시 책을 펼친 다음, 고개를 숙이지 않은 자세로 책을 읽기 시작한다.

공상 타임에 들어갈 때는 적절한 단락까지 읽고 싶더라도 어중간한 부분에서 끊어보자. 어중간한 곳에서 끊어야 내용에 대한 기대감이 커지고, 독서를 재개했을 때도 뇌가 자연스럽게 책의 세계로 빠져들어가기 때문에 매우 추천하는 방법이다.

신경을 젊게 만들어주는 텔레비전 감상법에 대해서도 알아보자. 가장 먼저 말하고 싶은 것은 하루 종일 텔레비전을 켜두어서는 안 된다는 것이다. 텔레비전의 영상이나 음성이 눈과 귀에 들어와 자극을 주긴 하지만, 자극이 계속되면 전기가 누전되어 시청각신경이 마비된다. 독서와 마찬가지로 일정 시간 동안 텔레비전을 봤다면 쉬는 시간을 갖는 것이 좋다.

누워서 텔레비전을 보는 것은 신경에 가장 좋지 않은 자세다. 누워서 텔레비전을 볼 때 대다수의 사람은 옆으로 누워 한쪽 팔로 머리를 받친 자세를 취하는데, 이 자세는 목과 어깨뿐만 아니라 신경에도 매우 좋지 않다. 언뜻 보기에 편안한 자세 같아 보이지만, 팔꿈치를 괸 손이 목뼈를 억지로 반대쪽으로 꺾기 때문에 목 신경에 엄청난 부담이 가해진다.

또한 엎드려서 텔레비전을 보다 보면 긴장이 풀려 잠이 들기도 하는데, 신경에 무리를 주는 자세로 잠들게 되면 산소가 원활하게 공급되지 않고 신경도 오랜 시간 막히게 되므로 좋지 않다. 누워서 텔레비전을 보는 자세는 어깨 결림 및 두통의 가장 큰 원인이며 이 자세를 자주 취하면 신경이 점점 늙어간다. 텔레비전은 반드시 정면으로 앉아,

조금 떨어져서 보는 것이 철칙이다.

마지막으로 신경을 젊게 만드는 신문 읽기 방법을 소개하겠다. 지하철 안에서는 보통 주변 사람을 배려해 신문을 작게 접어서 읽는다. 하지만 신경을 젊게 만들기 위해서 신문을 읽을 때 크게 펼쳐 읽을 것을 추천한다. 단, 다른 사람들에게 피해를 주지 않도록 집에서만 크게 펼쳐 읽도록 하자.

처음에는 목차를 훑어본다는 느낌으로 1면에서 마지막 면까지 큰 제목만 골라서 읽는다. 눈에 들어오는 정보량이 많아지면서 신경이 풀가동된다. 또한 있는 힘껏 신문 지면을 넘기면 손가락 신경도 자극된다. 모든 헤드라인을 대강 훑은 다음, 궁금한 기사는 다시 한번 차분히 읽는다.

신문을 다 읽고 난 후 다시 원래의 모양으로 접어둘 수 없을 정도로 지면을 흐트러놓는 사람이 있는데, 그것은 페이지를 넘길 때 손끝의 신경을 제대로 사용하지 못했기 때문이다. 넘길 때 다른 손으로 다음 페이지를 잡고 있으면 지면을 크게 흐트러뜨리지 않고도 읽을 수 있다.

또한 양손을 사용하면 한 손으로만 지면을 넘길 때보다 손끝의 신경을 2배로 쓰게 된다. 즉, 양손을 사용하면 신문도 깔끔하게 읽을 수 있으며 신경의 자극량도 2배로 증가한다. 그럼에도 불구하고 지면이 흐트러진다면 중간에 한 번씩 신문지를 정리하면 된다.

이처럼 신문이나 책, 텔레비전을 볼 때도 멍하니 즐기는 것보다 신경에 자극이 되도록 조금이라도 의식한다면 신경을 젊게 만드는 데 큰 도움이 될 것이다.

입에 넣기 직전에
심호흡하기

식사 습관을 통해 신경을 젊게 만드는 방법에 대해 이야기해보자. 식사는 단순히 신경을 유지하기 위해 필요한 영양을 섭취하는 것만이 아니다. 식사만큼 오감을 최대한 활용하여 신경을 단련하는 습관도 없다.

우리는 혀뿐만 아니라 담음새, 향, 소리로도 맛을 본다. 예를 들어 매실 장아찌를 보면 침샘이 고이는 것도, 먹음직스럽게 구워지는 고기 소리에 식욕이 당기는 것도, 케이크의 달콤한 향에 나도 모르게 웃음이 번지는 것도 먹는 행위가 시각과 청각, 후각을 자극하기 때문이다.

또한 입 안에는 수많은 신경이 집중되어 있다. 먹는 행위는 입 안의 신경을 총동원한다. 턱을 움직여서 씹고, 혀를 움직여서 입 안의 음식물을 이동시키는 것도 입 안의 운동신경을 최대한 활동시킨다. 그리고 미각 정보를 비롯해 '뜨겁다, 차갑다', '부드럽다, 딱딱하다'와 같은 음식에 대한 정보도 감각신경을 자극한다. 빨리 먹는 습관은 몸에 좋지 않다고 하는데, 신경을 젊게 만들어야 한다는 관점에서 봤을 때도 권장하지 않는 습관이다.

우리 몸은 요리의 담음새, 향, 소리 등의 정보에 의해 신경이 자극을 받으면 타액, 위산, 소화요소의 분비 준비가 갖춰지며 장도 움직일 준비를 시작한다. 그런데 음식을 빨리 먹으면 오감의 정보가 들어오기도 전에 먹기 시작하는 것이기 때문에, 소화할 준비를 미처 하기도 전에 식사가 끝이 나 위장에 부담을 준다. 이렇게 오감에 작용하는 수많은 정보를 무시하는 나쁜 습관으로는 신경을 젊어지게 할 수 없다.

신경을 젊게 만들고 싶다면, 요리가 눈앞에 나왔을 때 우선 눈으로 천천히 맛을 보자. 어떻게 담겨 있는가, 어떤 식재료를 사용했는가, 이러한 정보들을 확실하게 눈으로 담아 신경으로 전송한다. 그리고 가능하다면 그 요리에 사용된 3가지 색을 찾아내려고 의식해보자. 그러면 뇌와 신경이 함께 자극되어 요리도 훨씬 맛있게 느껴질 것이다. 이후에 요리를 입으로 넣기 직전에 자세를 바로잡고 심호흡을 하자. 충분한 산소와 함께 요리의 향을 가슴 깊이 들이마시며 만끽한다.

입 안에 넣은 후에도 단맛, 신맛, 짠맛, 쓴맛, 감칠맛의 미각을 더해

씹는 맛과 혀끝에 닿는 식감, 온도, 씹는 소리, 코로 빠져 나가는 향 등 다양한 정보를 얻을 수 있다. 이 정보들은 자극제가 되어 신경을 갈고 닦는 데 도움이 된다.

또한 신경의 재료가 되는 양질의 기름과 단백질, 신경의 에너지원인 당분을 충분히 섭취하는 것도 중요하다. 미엘린의 노화를 초래하는 빈혈을 예방하는 철분뿐만 아니라 철분 흡수를 돕는 비타민C도 충분히 섭취해야 하며, 산소를 운반하는 헤모글로빈 생성에 필요한 비타민B군 등도 잘 섭취해야 한다. 즉, 영양 밸런스가 잡힌 식사를 해야 신경이 건강하게 유지되며, 미엘린의 재생을 촉진할 수 있다.

최근 연구에 따르면 한 한방약에 미엘린 재생을 촉진하는 성분이 다량으로 함유되었다는 것이 밝혀졌다. 한방약은 '시치미 토우가라시(七味唐辛子, 일본의 향신료 중 하나로 고추, 후추, 산초, 겨자, 채종, 마 열매, 진피 7가지 재료로 만든 조미료. _옮긴이)'와 '도소(屠蘇, 나쁜 기운을 물리친다는 약재. 산초, 방풍, 백출, 진피, 육계 등의 약재를 조합하여 만든다. _옮긴이)'에 들어 있는 온주밀감의 껍질을 건조시킨 '진피'라는 생약이다. 그동안 혈액순환 개선 및 간 기능 개선, 정장 효과 등의 약효가 있다고 알려져 있었지만, 최근 들어 진피에 포함되어 있는 헤스페리딘과 나리루틴이라는 성분이 미엘린의 복원력을 높인다는 사실이 밝혀진 것이다.

평소 식생활에서 진피를 적극적으로 섭취할 수 있다면 좋겠지만,

진피는 온주밀감의 알맹이가 아니라 껍질이기 때문에 일반적으로는 잘 먹지 않는 부분이다. 그렇지만 약효를 생각하면 껍질을 그냥 버리기는 아깝다.

진피를 만드는 방법은 간단하다. 다 먹은 귤껍질을 햇볕에 말린 다음, 부엌칼로 가늘게 썰면(푸드 프로세서를 이용하면 더욱 편리하다) 완성이다. 진피는 절임, 혹은 나물 무침에 넣거나, 드레싱에 넣어서 먹을 수 있고 이밖에도 진피를 활용할 수 있는 음식이 많으므로 평소 식사에 이용해보기를 권한다. 따뜻한 물에 꿀과 생강을 곁들여서 진피를 차로도 즐길 수 있다. 꼭 한 번 마셔보길 권한다.

잘 때는
3개의 산 만들기

마지막 습관은 하루를 마무리하는 '수면'에 관한 것이다. 흔히 '인생의 3분의 1은 잠으로 보낸다'고 할 만큼 수면은 아주 중요하다. 신경을 젊게 만든다며 깨어 있는 동안에 조심을 하더라도, 하루 중 많은 시간을 차지하는 수면을 소홀히 한다면 모두 헛수고가 되어버린다.

현대인의 평균 수면시간은 6~9시간이다. 당신의 수면시간이 이에 해당하지 않는다고 해서 걱정할 필요는 없다. 수면시간이 길다고 무조건 좋은 것이 아니기 때문이다. 만약 당신의 수면시간이 평균보다 짧더라도 낮 시간 동안의 활동에 문제가 없다면 괜찮다.

오히려 신경을 젊게 만든다는 점에 포인트를 두면 너무 긴 수면은 자극을 받는 시간이 적기 때문에 좋지 않다. 자극이 너무 적으면, 신경에 적절한 전기가 흐르지 않게 되어 녹슬고 만다. 예를 들어 12시간 동안 잠을 자면, 하루에 절반을 자극 없이 보낸 것이 된다. 반대로 짧지만 깊고 질 좋은 수면을 취하면, 신경이 자극을 수용할 기회가 늘어나기 때문에 신경이 녹슬거나 막히는 것이 확실히 줄어든다.

사실 수면의 질은 잠잘 때의 자세와 밀접한 관련이 있다. 특히 질 좋은 수면을 취하기 위해 의식해야 할 것은 '3개의 산'을 만들어서 자는 것이다. 3개의 산이 무엇일까? 누웠을 때 무릎, 허리, 목 부분에 산 모양으로 빈 공간이 생기는 것이다. 아침에 일어났을 때 허리나 등, 어깨 통증이 있다면 좋지 않은 자세로 잠을 잔 경우가 많다. 특히 나이가 들면, 허벅지 뒤쪽 근육이 굳기 때문에 다리를 쭉 펴고 자기 힘들다. 그럴 때는 방석을 접어 무릎 아래에 넣으면, 신경의 통로가 좋아져 편하게 잠들 수 있다. 마찬가지로 허리가 아픈 사람은 허리 밑에 목욕타월을 동그랗게 말아서 넣으면 좋다.

또, 너무 높은 베개는 신경 노화의 원인이 되므로 절대 사용하지 않도록 한다. 높은 베개를 베고 자면 턱을 당긴 상태로 자게 되고 그렇게 되면 뒷목의 신경이 당겨져 막히게 된다. 낮은 베개를 베고 목이 곧게 펴진 상태로 자면 신경에도 좋고 깊게 잘 수 있다.

이상의 방법들을 실행해보면 정확히 무릎, 허리, 목 부분에 3개의 산이 만들어진다. 자연스러운 자세로 잠들 수 있도록 몸을 지탱해주는 이 3개의 산이야말로 신경의 통로를 좋게 하여 숙면을 취하는 요령이다. 숙면은 신경의 아군이므로, 3개의 산은 숙면의 아군인 동시에 신경의 아군이다. 이렇게 3개의 산을 만들고 자면, 깊은 수면을 취할 수 있으며 잠을 자고 있는 동안에도 신경의 흐름이 좋아진다.

만약 낮잠이 쏟아지는 사람이라면 반드시 '아침잠'을 자길 권한다. 너무 빨리 일어나면 오전에 이미 지쳐 잠이 쏟아지는 경우가 있다. 예를 들어 새벽 4시쯤에 일어난다면 오전 9~10시쯤 낮잠이 아닌 아침잠을 자보자. 선잠을 자면 신경이 젊어질 요소가 가득한 낮에 잠이 와 활동에 지장을 주므로 그것을 미연에 방지하는 것이다. 다만 이때도 자세가 매우 중요하다. 아침잠을 잘 때는 앉은 채로 30분 정도 눈을 붙이도록 한다. 누워서 자면 깊은 수면을 취하게 되어 밤잠에 영향을 줄 수 있기 때문이다.

엎드린 자세로 아침잠을 자지 않도록 주의한다. 엎드려서 잠을 자면 뇌를 압박하여 폐에 공기가 제대로 들어가지 않아, 산소부족을 초래하여 신경의 노화를 촉진시킨다. 그렇기 때문에 아침잠을 잘 때는 의자 등받이에 등을 대고 잠을 잔다.

아침에 특히 바쁜 사람이나 아침 근무를 하는 사람이라면 아침잠 대신 낮잠을 자도록 하자. 생리학적으로 인간은 오후 1~2시경이면 졸음이 몰려오기 마련이다. 피로가 쌓이고 신경이 막혀 있다는 증거다. 신경의 막힘을 리셋하는 데는 짧은 시간의 낮잠이 효과적이며 최근에는 일의 능률을 올리기 위해 낮잠을 도입하는 회사들이 증가하고 있는 추세다. 이때도 아침잠과 마찬가지로 자세에 주의가 필요하다.

약간만 의식하며 살아도 신경은 점점 젊어진다. 어떻게 생각하는가? 평범한 일상 속에서 사소한 것들을 바꾸기만 해도 신경이 바로 젊어진다니 정말로 대단한 일이다. 내일부터, 아니 지금부터라도 당장 실천해보길 바란다. 다만, 이러한 불안감이 스칠지도 모르겠다.

'정말 이 방법으로 젊어질 수 있을까?'
'실천하는 중이기는 한데 신경이 제대로 청소되고 있을까?'

사실 '불안'이나 '초조'라는 감각도 신경에서 온다. 신경과 마음은 떼려야 뗄 수 없는 관계이기 때문에 신경이 건강해지면 마음가짐도 긍정적으로 변할 것이다. 마음은 신경과 깊게 연결되어 있다는 것이 오랜 시간 '신경의 여행'을 해온 내가 찾아낸 해답이다.

신경과 마음의 밀접한 연결에 대해 알고 나면 분명 당신의 신경에 잠들어 있던 의욕이 눈을 뜰 것이고, 이 책을 끝까지 읽고 나면 불안과 걱정이 사라지게 될 것이다. 이후에는 의욕과 기력이 넘쳐 불안을 모르는 충실한 일상들이 기다리고 있을 것이다. 그렇다면 이제 신경을 둘러싼 마지막 여행이 될 '마음의 세계'에 함께 발을 들여놓아보자.

신경이 젊어지는 11가지 습관

① 양치질할 때, 30초 잇몸 마사지하기

수많은 신경이 집중되어 있는 잇몸을 자극하자.

② 샤워할 때, 3곳 집중 샤워하기

신경이 집중되어 있는 얼굴, 손, 발을 샤워기로 20초씩 자극
해 감각신경을 일깨우자.

③ 귀 청소할 때, 귀이개로 귓구멍 자극하기

귓구멍에 있는 2개의 신경을 귀이개로 5초씩 자극하자.

④ 화장실 안에서, 생각하는 사람 되기

몸을 앞으로 구부렸다 펴기를 반복하면 신경의 흐름이 원
활해진다.

⑤ 집 안에서, 집의 통로를 정리하기

집의 통로가 좋아지면 신경의 통로도 좋아지고 몸 안의 막
힘도 없어진다.

6 **세탁과 요리할 때, 발뒤꿈치로 서서 하기**

발뒤꿈치로 서면 자세가 바로잡혀 신경의 흐름이 좋아
진다.

7 **쇼핑할 때, 오감 일깨우기**

계산을 할 때는 카드 대신 가급적 동전을 사용해 뇌와 손끝
의 신경을 자극하자.

8 **산책할 때, 바닥이 울퉁불퉁한 곳에서 하기**

발바닥에 자극을 줄 수 있는 울퉁불퉁한 장소를 선택하자.

9 **독서할 때, 어중간하게 독서하기**

'30분 독서 → 1분 공상'의 리듬으로 신경에 피로를 주지 않
고 독서해 신경의 막힘을 예방하자.

10 **먹을 때, 입에 넣기 직전에 심호흡하기**

맛, 향, 담음새 등을 충분히 음미해 오감에 작용하는 정보들
로 신경을 일깨운다.

11 **잘 때, 3개의 산 만들기**

무릎, 허리, 목을 바르게 해서 수면 자세를 바로잡고 신경의
통로를 좋게 하자.

제 6 장

신경이
곧 마음이다

신경이야말로
마음의 정체다

지금까지 신경이 젊어지기 위한 방법으로 2개의 신경 청소법과 일상 속에서 실천할 수 있는 11가지 습관에 대해서 이야기했다.

신경이 젊어지면 마음먹은 대로 몸이 움직이지 않는다는 고민과 병에 걸리고 싶지 않다는 고민을 모두 해결할 수 있다. 하지만 신경이 젊어지면 얻는 효과는 이것뿐만이 아니다.

신경이 젊어지면 몸뿐만 아니라 마음도 건강해진다. 고민, 불안, 초조 같은 마음의 먹구름이 사라지고 의욕이 생겨난다. 신경의 흐름이 좋아지면 마음의 막힘도 사라진다는 것을 마지막 장에서 말하고 싶다. 사실 당신의 마음속에 생겨나는 감정들은 모두 신경에서 나온다. 앞서 신경이란 전기가 흐르는 통로라고 설명했듯이 전기가 흐르지 않으면 기쁨이나 슬픔 같은 감정도 생기지 않는다. 전기를 만드는 것은 뇌지만 전선이 노화되어 전기가 통하지 않으면 마음도 막힌다. 그래서 나는 중추신경, 자율신경, 말초신경 모두를 포함한 '신경의 덩어리'야말로 마음의 정체라고 생각한다.

사실 '신경'이라는 말에는 '마음의 통로'라는 의미가 담겨 있다. 신경이라는 말이 처음으로 세상에 등장한 것은 일본 최초의 서양 의학 번역서로 유명한 《해체신서》다. 스기타 겐파쿠 등이 네덜란드어로 쓰인 서양의학서를 일본어로 옮길 때, 신경을 의미하는 단어인 'zenuw'를 '신기(神氣)'와 '경맥(經脈)' 두 단어를 합쳐 '신경(神經)'이라는 단어로 번역했다.

'신기'란 만물을 만들어내는 원기를 의미하는 말이며, '경맥'은 기와 피, 물의 통로를 의미하는 고대중국의 의학용어다. 참고로 '신'이라는 문자에는 영혼과 마음이라는 의미도 담겨 있다. 그러니까 '신경'이라는 말에는 처음부터 '마음의 통로'라는 의미와 '정신의 통로'라는 의미가 담겨 있었던 것이다.

신경이 막히면 전기가 흐르지 않게 되면서 마음의 흐름도 막힌다. 이처럼 마음이 막힌 상태는 우울증, 조현병 등 내면의 문제를 야기한다. 쉽게 마음이 울적해지는 사람, 언제나 부정적인 감정에 지배되어 있는 사람은 마음의 통로가 노화되어 흐름이 나빠진 것이다. 이러한 나쁜 흐름을 신경 청소와 신경이 젊어지는 생활습관을 통해 정상으로 되돌리면, 긍정적이 되고 불안한 마음도 사라진다.

신경을 젊게 만든다는 것은 정체되어 있던 마음의 흐름을 부드럽게 만드는 것이기도 하다. 신경을 젊게 만들면 병에서 해방될 뿐만 아니라 사라진 의욕도 되찾을 수 있으며 언제나 긍정적인 마음으로 살 수 있다. 이번 장에서는 이러한 신경과 마음의 관계를 조명한다.

병은 정신론만으로
낫지 않는다

병은 마음으로부터 온다는 말이 있는데, 나는 병이야말로 신경으로부터 온다고 생각한다. 신경이 젊어지면 마음이 긍정적으로 바뀌게 되고 그 결과 병에서 멀어진다. 즉, 기(氣)는 신경에서 나오며, 병도 신경에서 나온다. 이는 내가 뇌신경외과의로서 의료현장에서 종사하면서 내린 결론이다.

내가 뇌신경외과의가 되기로 결심한 이유는 대학 졸업 후 수련의가 되었을 때다. 지금은 수련의 연수기간 2년(한국의 경우 1년 _옮긴이) 동안 다양한 진료과에서 경험을 쌓는 것이 당연한 일이지만, 당시에는 대학 졸업과 동시에 전문의를 결정해야만 했다. 그 무렵 나는 인간의 마음과 신경에 무척 흥미를 갖고 있었기에 수술로 뇌와 신경을 직시하는 뇌신경외과를 선택했다. 왜냐하면 당시 나는 뇌 안에 마음이 존재한다고 생각했기 때문이다.

정신건강의학과 의사나 심료내과 의사, 신경내과 의사도 MRI로 뇌의 상태를 진찰하거나 문진으로 마음의 상태를 알아볼 수 있지만, 눈으로 직접 뇌를 볼 수 있는 곳은 뇌신경외과뿐이다. 머릿속에 들어 있는 뇌를 보는 것과 동시에 마음이 어디에 있는지 확인하고 싶었던 나는 뇌신경외과의라는 길을 가기로 했다.

뇌신경외과의가 되어 지난 31년 동안 5,000건 이상의 수술을 집도하며 수없이 머리에 메스를 댔지만 마음은 발견할 수 없었다. 하지만 한 가지 알게 된 사실이 있다. 바로 사람의 마음과 몸은 우리가 생각하는 것 이상으로 신경에 깊이 연관되어 있다는 것이다. 로봇은 고장 난 부분만 수리하면 원래 상태로 되돌릴 수 있지만, 인간은 그렇게 간단하지 않다. 인간은 마음이 있기 때문이다. 마음의 병이 통증으로 나타나는 경우에는 안도감과 긍정적인 마음이 치유를 앞당기는 경우를 여러 차례 목격했다.

나는 뇌신경외과의이기 때문에 정신건강의학과나 심료내과 의사와는 다른 접근 방법으로 마음의 병을 치료한다. 의사로서의 나의 신조는 병을 고치는 '주치의(主治醫)'일 뿐만 아니라, 언제나 환자 곁에서 섬김을 다하는 '주시의(主侍醫)'로 있는 것이다. 그래서 항상 환자들의 눈을 마주 보고 마음을 주고받는 대화를 나누며 치료에 임하도록 노력한다.

여기서 마음과 관련된 진료과에 대해 이야기해보자. 아마도 일반인들은 정신건강의학과나 심료내과, 신경내과, 뇌신경외과의 차이를 이해하기 어려울 것이다. 각 진료과의 특징을 간단하게 정리했다.

- **정신건강의학과**

  정신질환을 전문으로 취급하는 과. 불안, 우울, 불면, 환각 등 마음의 증상이나 조현병, 조울증 등 마음의 병 자체를 다룬다.

- **심료내과**

  심신의학을 전문으로 취급하는 과. 심인성 천식, 두통, 과민성 장 증후군 등 마음의 병으로 인해 나타나는 몸의 증상, 이른바 심신증을 치료한다.

- **신경내과**

  뇌 신경계질환을 전문으로 취급하는 과. 파킨슨병, 근위축성측색경화증(ALS) 등 신경기능이 저하되어 생기는 병에 대한 투약 등 내과적인 치료를 실시한다.

• **뇌신경외과**

신경내과와 마찬가지로 뇌신경계질환을 전문으로 다루지만, 내과적 치료가 아닌 수술 위주의 외과적 치료를 실시하는 과다.

이들 가운데 가장 최근에 생긴 진료과가 두 번째로 소개한 심료내과다. 일본의 경우, 심료내과가 표방 진료과로서 후생노동성의 인정을 받은 것이 1996년이며, 진료 간판을 내건 클리닉이 나타난 것 또한 불과 20년밖에 되지 않았다. 심료내과가 주로 다루는 심신증은 정신질환이 아니라 신체질환이다. 하지만 몸에 나타나는 증상은 마음의 문제와 복잡하게 얽혀 있기 때문에 신체적인 치료만 해서는 좀처럼 낫지 않는다.

"병은 마음으로부터 나온다고 하잖아요. 마음가짐을 조금 더 강하게 가지면 나을 수 있어요!"

심료내과가 생기기 전에는 이렇게 환자를 다그쳐서 돌려보내는 의사도 있었다. 급기야 호흡기내과나 피부과 같은 전문과에서 고치지 못했을 때는 정신론을 내세우며 해당 환자들을 정신건강의학과로 넘기는 안타까운 일들이 종종 있었다. 전문화된 의료로 몸의 일부를 자세히 진단할 수는 있어도, 환자의 마음과 몸 건강 모두를 지키기 어려운 것이 현실이다.

나 또한 과거 병원에서 근무했던 시절, 그런 장면을 여러 번 접하면서 의문을 갖게 되었다. 환자를 건강하게 하기 위해서 나는 무엇을 할 수 있을까? 그러한 고민 끝에 내가 내린 답은 환자가 괴로워할 때 곁에서 마음의 버팀목이 되어주는 '주시의'가 되자는 것이었다. 그래서 나는 대형병원을 그만두고 일반병원의 의사가 되기로 결심했고, 현재의 클리닉을 개업하게 되었다. 우리 클리닉에서는 뇌신경외과뿐만 아니라 심료내과, 신경내과도 함께 진료를 보고 있다.

인간의 마음은 신경의 덩어리임과 동시에 몸과 복잡하게 얽혀 서로 연동한다. 그래서 정신론만을 내세우거나 마음의 문제를 무시해서는 진정한 의미의 건강을 손에 넣을 수 없다. 가장 근본적인 해결법, 즉 '신경을 젊게 만들어 건강한 마음을 되찾자'는 생각을 가지고 몸과 마음, 다방면으로 접근해야만 한다.

마음의 평온을 되찾은
3명의 이야기

　　　　　　　　　　·
　　　　　　　　　　·
　　　　　　　　　　·

클리닉을 개업한 이후 나는 뇌신경외과의로서 뇌, 척수, 말초신경 질환뿐만 아니라 치매, 고차원 뇌기능장애, 파킨슨병, 그리고 두통을 비롯한 각종 통증 치료에 힘을 쏟았다. 그러던 중 마음의 병으로 힘들어하던 환자가 신경 청소를 통해 신경을 젊게 만든 결과, 정신적인 불안정 상태에서 벗어나 병을 극복하는 모습을 여러 차례 목격했다. 이처럼 신경을 젊게 만들어 마음의 평안을 되찾은 사연을 몇 가지 소개하겠다.

마음의 불안이 사라진
A씨의 이야기

처음 A씨가 클리닉을 찾아왔을 때, 그녀는 진료실에 들어와서 나갈 때까지 줄곧 시선을 바닥에 두고 있었다. 단 한 번도 얼굴을 들어 내 눈을 쳐다보지 않았다. 29세 회사원인 A씨는 직장 스트레스로 우울증 증상이 나타나 몸과 마음이 모두 지쳐 있는 상태였다. 그녀는 이런 이야기를 자주 했다.

"주변 동료들의 대화가 전부 나를 향한 험담처럼 들려요."
"상사가 저에게만 차갑게 대하는 것 같아요."

이런 불안이 그녀를 매일 괴롭혔고, 불안을 억누르며 일하는 사이에 '전부 내 잘못이야'라는 생각이 점점 강해지면서 불면에 시달리기 시작했고 밥도 제대로 먹지 못하게 되었다. 이윽고 자신은 존재할 가치가 없는 사람이라는 착각에 빠져 '죽고 싶다'는 생각까지 하기에 이르렀다.

"저는 살아야 할 가치가 없어요. 그래서 매일 죽음만 생각하고 있는데, 또 죽는 게 너무 무서워요. 죽고 싶은데 어떻게 죽어야 할지 모르겠어요. 이제는 정말로 이 세상에서 사라지고 싶어요…."

눈물을 흘리며 이렇게 괴로워하면서도 그녀는 고개를 숙이고 자신의 발끝만 쳐다보고 있었다.

의학적으로 봤을 때 그녀는 자율신경이 흐트러진 상태였다. 신경에 흘러야 할 전기가 제대로 흐르지 못했기 때문에 세로토닌과 도파민 같은 신경전달물질이 정체된 것이다. 신경전달물질은 마음의 균형을 유지하고 사기와 의욕을 불러일으키는 역할을 하는데, 이 신경전달물질이 정체되면 그녀처럼 우울해진다.

A씨는 회사 지정 병원의 정신건강의학과에서 항우울제와 항불안제를 처방받았지만, 몸만 나른해질 뿐 효과는 전혀 없었다고 말했다. 머리가 아프면 두통약을, 식욕이 없으면 식욕증진제를, 잠이 오지 않으면 수면제를 복용했다. 그러다 보니 A씨 자신도 모르는 사이에 엄청난 양의 약을 복용하고 있었다.

앞에서도 말했듯이 나는 언제나 환자 곁에서 섬김을 다하는 의료를 신조로 삼고 있으며, 약이 아닌 다른 방법으로 환자를 치료하고 있다. 바로 '말이라는 메스를 사용한 수술'을 통해서다.

"괴로웠겠어요."

"약을 조금씩 줄여보기로 해요."

"자신을 칭찬해줄 수 있는 사람은 자신밖에 없어요."

이런 말들을 건네며 그녀 마음의 전선을 녹슬게 만든 먹구름을 함께 걸어갔다. 그리고 나는 그녀에게 이렇게 말했다.

"집에 돌아간 후에 평소처럼 불안이 치밀어 오를 때는 소리 내서 주문을 외치듯, 생각하지 않아, 생각하지 않아, 생각하지 않아… 라고 10번 외쳐보세요."

또한 처방받은 약은 종류를 줄이고, 불안할 때는 언제든지 복용할 수 있도록 효과가 가벼운 약만 부적처럼 가지고 있기로 했다. 그 이후 A씨는 내가 말한 것들을 잘 지켜줬고, 덕분에 점차 불안도 사라져갔다. 2주에 한 번씩 클리닉을 방문한 그녀는 내 얼굴을 쳐다보는 시간이 점점 길어졌고, 3개월 후에는 마치 다른 사람처럼 허리를 곧게 펴고 미소 가득한 얼굴이 되었다.

"선생님을 만나서 정말로 다행이에요."

A씨가 내게 한 이 말은, 말이라는 메스를 사용한 수술이 성공했다는 증거다. 물론 약의 효과도 있었겠지만, 그녀 마음의 불안을 지울 수 있었던 것은 무엇보다 자신의 입으로 주문을 외쳐가며 최선을 다해 신경을 자극하여 젊게 만들었다는 점이 큰 요인으로 작용했다.

어찌할 수 없는 초조함이 사라진
B씨의 이야기

신경의 통로가 나빠져 A씨처럼 우울감에 빠지는 사람이 있는가 하면 전기의 과한 흐름에 의해 초조하고 불안해지는 사람도 있다.

B씨는 30대 후반의 전업주부로, 남편과 초등학생이 된 남자아이를 두고 있다. 그녀의 고민은 초조해질 때마다 아이를 때리고, 이후에 그런 자신이 한심해 우울감에 빠지기를 반복한다는 것이었다.

그녀의 남편은 세일즈맨으로 매일같이 귀가가 늦었다.

"한잔 하고 와서 필요 없어."

저녁을 차려놔도 이렇게 말하며 먹지 않았고, 취해서 바로 잠들고는 다음 날 아침 일찍 출근을 했다. 그래서 B씨가 이야기를 하고 싶어도 대화를 나누지 못했다. 아이에 관한 일을 의논하려고 해도 남편은 이렇게 말할 뿐이었다.

"당신이 알아서 해."

아이는 클수록 반항적이 되어 부모의 말을 듣지 않게 마련이듯이, B씨의 아들과 B씨도 종종 충돌했다. 그런 날들 속에서 B씨는 점점 더

고독해졌다. 그녀 안에서는 불만과 분노의 에너지가 커져만 갔고, 아들과 말다툼을 할 때마다 작은 폭발들이 일었다. 마치 구름 속에 전기가 찌릿찌릿 모이는 것처럼 B씨의 마음속에도 전기가 쌓였다. 그러다가 아들의 반항적인 말 한 마디에 감정은 마치 벼락이 떨어지는 것처럼 대폭발하곤 했다. 쌓여 있던 전기가 한 번에 신경으로 흐르게 되면서 전류가 분출했던 것이다.

이러한 경우에는 일차적으로 마음속에 전기를 쌓아두지 않는 것이 중요하다. 그녀가 클리닉을 찾았을 때 나는 그녀에게 마음속에 쌓아두었던 말을 내 앞에서 전부 쏟아내도록 했다. 내가 한 일이라곤 그녀의 이야기에 귀를 기울이며 가만히 듣고 있는 것뿐이었다. 그녀가 다 쏟아낸 후에 나는 이렇게 한 마디 덧붙였다.

"괴로워지면 언제든지 이곳을 찾아주세요."

2주 후, 다시 클리닉을 찾아온 그녀는 웃는 얼굴로 이렇게 말했다.

"요전에 선생님께서 이야기를 잘 들어주셔서 굉장히 마음이 편해졌어요. 역시 하고 싶은 말을 전부 해야 속이 시원해지는 건가 봐요."

물론 마음에 전기가 쌓이지 않도록 해주는 약도 처방했지만, B씨의

녹슨 신경을 닦아내고 쌓여 있던 전기를 없앤 것은 이야기한다는 것,
즉 말이 가장 큰 역할을 했다. 사실 인간의 뇌에 있는 신경 회로 중 '말
하다'는 가장 우선시되는 회로 중 하나다. 예를 들어 어떤 작업을 하
고 있을 때 누군가 말을 걸어오면, 대답하기 위해 작업을 멈춘 적이 있
지 않은가? 또 수다를 떨다 보면 손이 할 일을 멈추게 되는데, 이것은
손을 움직이는 것보다 말을 하는 행동이 신경적으로 우선순위에 있기
때문이다. 즉 '말하다'가 가장 우선시되는 회로라는 점은 바꿔 말하면
신경을 활성화시켜 젊게 만드는 데 말이 매우 좋은 역할을 한다는 뜻
이다. A씨의 이야기를 예로 들자면 '말이라는 메스를 사용한 수술'도
말의 힘을 이용한 치료법 중 하나다.

　마음속에 답답함을 쌓아두면 신경은 노화하게 되고 작은 자극에도
쉽게 분노로 분출되기 쉽다. 초조한 마음 때문에 자꾸만 신경이 날카
로워진다면 감정을 말로 내뱉으며 이야기하는 것이 마음의 건강을 지
키고 신경도 건강한 상태로 만드는 길이다.

마음의 구멍이 사라진 C씨의 이야기

　"어머니가 이상해요."

　그렇게 C씨의 딸은 C씨와 함께 클리닉에 방문했다.

"혼자서 살기 적적하니까, 남편이 일찍 데리러 왔으면 좋겠는데…."

3년 전에 남편을 먼저 보낸 C씨는 이런 말을 입버릇처럼 했다. 가끔 딸이 C씨를 보러 친정에 오긴 했지만, C씨는 홀로 생활하고 있었다. 딸의 말에 의하면 C씨에게 최근 들어 치매로 보이는 증상이 눈에 띄기 시작했다고 했다.

C씨는 하루에도 몇 번이나 같은 용건으로 전화를 하기 시작했고 건망증이 심해졌다. 물건을 사러 가서 계산을 하려고 하면 계산이 잘 되지 않아 항상 지폐만 사용했고 그 탓에 동전이 잔뜩 쌓여갔다. 딸은, 언제나 깔끔한 엄마였는데 유통기한이 한참 지난 식품이 냉장고 안에 가득 차 있는 걸 보니 아무래도 어딘가 이상하다며 치매에 걸린 게 틀림없다고 말했다.

하지만 나는 C씨의 모습을 보고 치매 증상이라기엔 어딘가 이상하다는 것을 느꼈다. 그녀의 얼굴에는 생기가 없었고 시선은 아래를 향하고 있었으며, 어깨를 구부리고 앉아 나와 눈을 맞추려고 하지 않았다. 치매 환자는 타인의 시선을 외면하지 않는다. 눈과 눈이 마주쳤을 때 초점이 일정하지 않을 뿐, 대부분 멍하게 바라보는 것이 특징이다. 그녀의 모습은 분명 치매와는 달랐다. 인지기능 테스트를 실시한 결과, 생각했던 것처럼 수치적으로도 아무런 문제가 없었다. 그도 그럴 것이 C씨가 앓고 있던 병은 치매가 아닌 우울증이었다. 남편을 잃은 상실감에 가슴에 커다란 구멍이 뚫려, C씨는 마음이 아팠던 것이다.

우울증이 생기면 삶의 의욕이 저하되고 기억력과 주의력이 떨어져 마치 치매처럼 보이는 경우도 있다. 이것이 '우울증성 가성 치매'라고 불리는 증세다. 이 질병은 어디까지나 우울증이므로 환자에게 치매 약을 처방하더라도 당연히 증상은 호전되지 않는다. 하지만 항우울제를 복용하면, 우울증뿐만 아니라 치매처럼 보였던 증상도 극적으로 회복된다.

그러나 나는 C씨에게 치매 약도 항우울제도 처방하지 않았다. 약에 의존하지 않고 '말이라는 메스를 사용한 수술'을 해야겠다고 마음먹었기 때문이다.

앞서 소개했던 A씨에게 조언했던 것과 마찬가지로 나는 C씨에게 남편을 잃은 외로움에 사무칠 때마다 이렇게 10번 외치도록 했다.

"생각하지 않아, 생각하지 않아, 생각하지 않아…"

그리고 C씨가 좋아하는 일을 마음껏 하라고 조언했다. 예를 들어 노래를 좋아한다면 노래방에 가고, 식물을 좋아한다면 정원이나 텃밭을 가꾸도록 했다. 자신이 몰두할 수 있는 취미를 가지면 신경에 좋은 자극을 주어, 마음을 젊게 만들 수 있기 때문이다.

202

C씨의 경우 남편이 건강했을 때는 사교댄스 교실에 자주 다녔지만, 최근에는 완전히 발길을 끊었다고 했다. 그래서 딸에게 부탁하여 댄스 교실에 다시 다닐 수 있도록 했다. 처음에는 가고 싶어 하지 않던 C씨도 엄마가 춤추는 모습을 다시 보고 싶다는 딸의 부탁에 댄스 교실을 다니게 되었다고 한다.

그러자 무기력했던 C씨의 얼굴에 차츰 생기가 돌기 시작했고, 얼마 지나지 않아 치매로 보이던 증상들도 완전히 사라졌다. 말이라는 메스를 사용해 신경의 막힘을 뚫었기 때문에 C씨의 신경이 젊어졌고, 우울증이 완치된 것이다. 지금은 딸이 동행하지 않아도 혼자서 댄스 교실에 다니게 되었다며 C씨는 밝은 얼굴로 자신의 소식을 전해주었다. 만약 C씨의 증상을 치매라고 착각하여 약을 처방했었다면, 아마 지금 밝은 미소를 짓는 C씨의 모습은 상상할 수 없을 것이다.

최근에는 전자의무기록 보급에 따라 컴퓨터 모니터만 바라보며 환자의 얼굴도 제대로 보지 않고 진찰하는 의사들이 늘고 있다. 그런데 증상을 듣기만 해서는 C씨의 사례에서처럼 치매와 우울증을 구별하기 어려운 경우도 있다. C씨와의 만남을 통해 환자의 눈을 보고 마음을 주고받는 대화를 나누며 신경을 젊게 만드는 치료가 중요하다는 것을 다시 한번 깨닫게 되었다.

지금까지 A씨, B씨, C씨의 사례를 통해 말을 사용해 신경을 젊게 만들면 마음의 문제도 해결할 수 있다는 것을 알게 되었다. 이번에는 말을 사용했지만, 얼굴을 주무르거나 자세를 바로잡아 신경을 젊게 만드는 것도 마음에 가득 찬 먹구름을 제거할 수 있는 좋은 방법이다.

말이나 행동으로 신경에 잠들어 있던 젊어지는 힘을 일깨우는 것이다. 첫발을 내딛기만 해도 신경은 젊어지고, 마음도 건강해진다.

마음과 신경에 효과적인
웃는 생활

신경을 젊게 만들어 건강한 마음을 되찾게 하는 엄청난 방법이 하나
더 있다. 그 방법은 바로 '웃기'다.

어째서 웃음이 신경에 효과적일까? 한 설문에 따르면 '소리를 내어
자주 웃습니까?'라는 질문에 '네'라고 대답한 남성은 약 40%, 여성은
약 60%였다고 한다. 확실히 여성보다 남성이 더 잘 웃지 않는 경우가
많다.

사실 웃음에 뜻밖의 힘이 숨겨져 있다는 것을 최근에 알게 되었다.
도쿄대학과 지바대학의 연구팀이 역학의 국제전문지에 발표한 연구
결과에 따르면 매일 웃는 고령자에 비해, 평소에 잘 웃지 않는 고령자
가 뇌졸중에 걸릴 확률이 1.6배, 심장질환은 1.2배 높다고 한다.

또한 웃음에는 스트레스를 해소하고 면역력을 높이는 작용이 있다는 것도 최근에 다양한 연구를 통해 밝혀졌다. 암세포를 없애는 면역 세포는 웃으면 활성화되기 때문에 웃음은 암의 진행을 늦추고 통증을 줄이는 데도 큰 역할을 한다. 이러한 웃음의 힘은 사실 오래 전부터 널리 알려져 있었으며, 《구약성경》에도 웃음은 병을 고친다고 기록되어 있다.

그 외에도 웃음은 다음과 같은 효과를 몸에 가져다준다.

- 면역력 증강(만병 예방)
- 호흡의 활성화(산소량 증가)
- 진통(鎭痛) 작용
- 혈액순환 촉진
- 자율신경 균형의 정상화
- 휴식 효과
- 근력 증강

이러한 효과를 늘어놓다 보니 이 책에서 말했던 신경의 움직임과 깊게 관련되어 있는 것들뿐이다. 사실 단순히 말하면 '웃음=신경 청소'라고도 할 수 있다. 우리가 무언가를 '재밌다'고 생각하며 웃는 순간, 그 자극은 신경의 막힘을 날려버린다. 그만큼 웃음의 힘은 절대적이며 신경전달물질의 흐름을 단번에 좋게 만들기 때문에 탈락하기 시작한 미엘린도, 녹슬어버린 신경도 젊게 만든다. 게다가 웃으면 행복호르몬인 세로토닌과 엔도르핀의 신경전달물질이 신경을 흐르게 되면서 행복을 느끼게 된다.

웃을 때 기분이 풀리는 것도 웃음이 신경에 효과적이기 때문이다. 만약 여러분 주변에 웃지도 않고 시무룩하게 있는 사람이 있다면, 오늘 꼭 한 번 웃겨보길 바란다. 당신이 웃음을 주면 그 사람은 신경이 젊어질 뿐만 아니라 잠시나마 행복한 기분에 빠지게 될 것이다.

또한 웃는 표정만 지어도 효과가 있다. '풍선 만들기' 법으로 웃는 얼굴을 만들어 평소에 입꼬리를 의식하기만 해도 신경전달물질이 원활하게 흘러 신경의 막힘을 해소하는 데 큰 역할을 한다.

신경은 흘린 땀방울만큼
반드시 되살아난다

⬦

⬦

⬦

'신경을 젊게 만들어 병에 걸리지 않는 몸을 만들자'. 이것이 이 책의 테마다. 마지막으로 신경은 노력하는 만큼 반드시 젊어진다는 것을 여러분에게 다시 한번 전하며, 이 책을 통해 병과는 무관한 생활에 한 걸음 다가가길 바란다.

25년 전, 내가 대형병원 의사로 일했던 시절의 이야기다. 내가 당직 근무를 서고 있었을 때, 교통사고에 의한 두개골 골절로 뇌출혈을 일으킨 30세 남성이 이송되었다. 수술실이 모두 차 있었기 때문에 응급실에서 머리에 구멍을 뚫어 뇌 내에 고인 피를 제거하는 처치를 했지만, 출혈이 멈추지 않아 위험한 상태에 놓여 있었다.

서둘러 병원으로 달려온 환자의 가족을 보니, 만삭의 아내와 이제

겨우 2세인 어린아이가 있었다. 어떻게든 환자를 살리고 싶었던 나는 당시 신경이 망가지는 것을 방지하는 '뇌 저온요법'으로 세계적으로 유명한 일본대학의학부 부속 이타바시병원의 하야시 나리유키 선생님에게 직접 전화를 걸어, 해당 병원으로 옮기기로 했다. 구급차에 함께 타서 이송되는 40분 동안 필사적으로 심장 마사지를 했다. 목숨을 잃을 수도 있는 위험한 상태였지만, 뇌 저온요법으로 치료한 덕분에 수술은 성공적으로 끝났고 남성 환자는 목숨을 건졌다. 그리고 6개월 후 외래로 내원해 나에게 건강한 모습을 보여주었다.

그로부터 25년이 지났지만, 그는 지금도 내 클리닉에 다니고 있다. 사고 후유증이 남아 있어 항경련제를 반드시 복용해야 하기 때문이다. 하지만 엄청난 중증이었음에도 불구하고 후유증은 최소한으로만 남았고 생활에는 아무런 지장이 없으며, 55세가 된 지금도 취미로 서핑을 즐길 정도로 건강해졌다.

뇌신경외과의가 실시하는 수술이란 그가 겪었던 대형 사고로부터 뇌와 신경을 구하는 하나의 수단에 불과하다. 그것만으로 이 남성 환자와 같은 기적적인 부활을 바랄 수 없다. 뇌 저온요법 등을 비롯한 수술 후 관리, 추적조사, 내과적인 치료를 적절하게 실시하지 않으면 심각한 부상에서 환자를 구할 수 없다. 그리고 손상된 신경을 젊게 만들기 위해서는 수술 후 환자 자신의 노력이 절대적으로 필요하다.

이 남성 환자도 좌뇌에 큰 손상을 입었던 탓에 수술 직후에는 우반신 마비가 남아 있었지만, 지금은 우측 시야가 좁은 정도일 뿐 마비는 전혀 남아 있지 않다. 그가 이만큼 회복할 수 있었던 것은 꾸준한 재활치료와 함께 최선을 다해 신경을 젊게 만들었기 때문이다. 이 기적의 부활은 환자 자신의 노력의 산물이다.

외과적 치료와 내과적 치료, 그리고 재활치료가 이른바 '3개의 화살(일본 전국시대의 고사에서 가져온 용어로, 화살 한 자루는 약하지만 세 자루를 묶으면 쉽게 부러지지 않는다는 것을 의미한다. _옮긴이)'과 같은 것이다. 사고로 손상된 신경을 부활시키기 위해서는 3개 중 어떤 화살도 소홀히 해서는 안 된다. 환자의 입장에서 처음 2개의 화살은 의사에게 맡길 수밖에 없지만, 마지막 1개의 화살은 본인에게 달려 있다.

최근에 외래로 방문한 이 남성 환자는 사고가 있었던 그날 '아빠!'라고 외치며 울던 어린 딸이 얼마 전 아이를 낳았다는 기쁜 소식을 전해주었다. 할아버지가 된 그의 행복한 미소를 보고 있으면 정말로 그날의 긴급수술이 잘 되어서 다행이라고 생각한다. 동시에 그가 목숨을 소중하게 여기며 재활에 힘을 쏟아왔던 것을 생각하면 그 노력에 저절로 머리가 숙여진다.

나이가 들면 신경의 기능은 완만한 하강 곡선을 그리며 저하되지만, 사고나 뇌졸중 등으로 신경이 손상된 경우에는 기능이 급격하게 저하된다. 그렇게 되면 환자의 재활은 더욱 어려워진다. 하지만 이 남성 환자의 경우는 재활치료에 수많은 땀을 흘린 결과, 사고에 의한 손상으로 신경이 심각하게 노화되더라도 젊게 만들 수 있다는 것을 몸소 증명해주었다.

우리의 신경도 전혀 손을 쓰지 않으면 틀림없이 나날이 늙어갈 것이다. 그러나 우리는 스스로의 의지로 노화를 막을 수 있다. 일상생활 속에서 신경을 자극한다는 의식을 갖고 꾸준하게 얼굴을 마사지하고 자세를 바로잡으면 신경이 젊어지고 심신의 질병으로부터 해방된다. 신경은 노력하면 얼마든지 되살아난다. 당신이 젊어진 신경과 함께 멋진 인생을 걸어갈 수만 있다면 뇌신경외과의로서 나는 더 이상 바랄 게 없다.

아름다운 세상을
언제나 선명하게 느낄 수 있도록

내가 의사를 꿈꾸게 된 것은 유치원 때다. 배가 아파 엄마의 손에 이끌려 찾아간 동네 클리닉에서 만난 선생님이 매우 자상하고 멋진 분이었다. 그 선생님을 동경하게 된 것이 계기가 되었다. 하얀 가운에 대한 동경은 시간이 지날수록 사라지기는커녕 점점 강해졌고, 나는 학창시절 내내 의대를 지망하게 되었다.

의사를 목표로 하는 사람들 중 대부분은 부모나 친척 중에 의사가 있거나, 집안 대대로 개업의를 해왔던 경우가 많다. 하지만 나 같은 경우에는 가족 중에 의사가 한 명도 없었다. 그렇지만 그 덕분에 주변으로부터의 제약이나 압박 없이 내 의지만으로 자유롭게 전문영역을 선택할 수 있었고, 지나고 생각해보니 그것이 매우 행복한 일이었다.

당시에는 의사가 되고 싶다면 대학병원 의국에 들어가는 것이 당연한 일이었지만, 나는 의국에 들어가지 않고 가고시마 시립병원 응급센터로 가는 길을 선택했다. 가고시마 시립병원은 당시 다섯쌍둥이가 태어나면서 세간의 주목을 모았던 병원이다. 하지만 내가 정말로 그곳에 부임하고 싶었던 이유는 그곳이 지주막하출혈 수술 분야에 있어 일본에서 가장 많은 수술 사례가 있는 것으로 알려진 병원이었기 때문이다.

목표가 대학교수였다면 반드시 의국에 들어가야 했지만, 내 목표는 의사로서 많은 경험을 쌓아 하루 빨리 실력을 쌓는 것이었다. 대학병원의 파벌싸움에 휘말릴 시간이 있다면 한 건이라도 더 많은 수술을 경험해서 한 명이라도 더 많은 목숨을 구하고 싶었다. 그런 각오 덕분에 텔레비전 드라마 촬영장소가 되기도 했던 '고시키시마'라는 외딴섬에서 자위대 헬리콥터로 이송된 지주막하출혈 환자를 응급센터로 옮겨 수술을 실시하는 것이 가능했던 것 같다.

이후 도쿄의 병원으로 옮긴 뒤에도 뇌신경외과 전문의로서 여러 수술을 담당했다. 얼마 지나지 않아 병원에 오는 것조차 힘든 환자들이 상상 이상으로 많다는 것을 알게 되었다. 특히 뇌질환의 후유증이 남아 있는 사람은 휠체어로 힘들게 통원해야 한다. 의사가 진찰실에서 떡하니 버티고 앉아 있기보다 의사가 왕진을 하러 가는 편이 환자를 위하는 진료라고 생각하게 되었다. 그렇게 나는 왕진 전문 클리닉을 개업해야겠다고 2001년에 결심했다.

그런데 당시 의료제도의 문제로 왕진만으로는 개업의 허가가 나지 않아 외래를 겸하게 되었다. 급한 대로 CT는 도입했지만 뇌신경외과의 간판을 내건 이상 CT만으로는 부족하다고 판단했고, 뇌 진단을 위해서는 상세하게 뇌를 관찰할 수 있는 MRI가 반드시 필요하다고 생각했다. 이럭저럭하는 사이에 뇌파계와 뇌의 혈류량을 측정하는 빛 터포그래피 장치 등 대학병원에 뒤지지 않는 시설을 자부하는 클리닉이 되었다.

이 책에 등장하는 빛 터포그래피 장치는 혈액의 순환뿐만 아니라 뇌의 활동을 가시화하는 기계다. 이른바 인간의 감정을 비추는 장치로 이런 장비를 도입한 이유는 마음이라는 존재를 지금도 여전히 좇고 있기 때문일지도 모른다. 마음이라는 존재를 좇으며 소중히 여기고 싶은 마음에 나는 환자와 일대일로 마주하면서, 환자의 눈을 보고 마음을 주고받는 대화를 나누려고 한다. 그것이야말로 머릿속에 직접 들어가 외과적 치료를 실시하는 '말이라는 메스를 사용한 수술'이라고 믿기 때문이다.

오랫동안 뇌신경외과를 전문으로 해왔지만, 최근에는 치매 치료를 중점적으로 실시하고 있다. 인간은 누구나 어렸을 때는 발랄하지만, 노화와 함께 뇌의 기능이 저하되고 신경도 녹슬어간다. 시간의 흐름에 뒤처지지 않고 뇌의 움직임을 유지하여 신경의 기능을 유지할 수 있도록 돕는 것이 내가 목표로 하는 치매 치료다.

치매 환자뿐만 아니라 나이를 먹고 늙으면 누구나 오감이 둔해져 꽃의 향기나 태양의 따스함, 바람의 차가움을 예전처럼 선명하게 느낄 수 없다. 예전처럼 느낄 수 없다고 해서 그냥 등 돌려버리기엔 우리가 살아가는 세상은 아름다움과 멋진 것들로 가득 차 있다.

나는 당신이 아름다운 세상을 조금이라도 길게 끝까지 즐길 수 있길 바란다. 오감을 갈고닦아 안테나를 세우고 자신의 신경을 곤두세우면, 신경의 노화 속도는 완만해지고 기능은 오래 유지될 것이다. 그렇게 되면 이 세상을 살아가는 즐거움을 더욱 만끽할 수 있다. 그러기 위해서라도 반드시 신경을 청소하여 젊게 만들자. 그리고 내 몸을 병에 걸리지 않는 몸으로 만들자.

이 아름다운 세상에서 나는 언제나 당신 곁에서 섬김을 다하는 '주시의'로서 진심으로 도움을 주고 싶다.

구도 치아키

신경 청소 혁명

펴낸날 초판 1쇄 2017년 7월 5일 | 초판 17쇄 2024년 10월 10일

지은이 구도 치아키
옮긴이 김은혜

펴낸이 임호준
출판 팀장 정영주
편집 김은정 조유진 김경애
디자인 김지혜 | **마케팅** 길보민 정서진
경영지원 박석호 유태호 신혜지 최단비 김현빈

사진 한정수(studio etc. 010-6232-8725) | **모델** 박희예
인쇄 (주)웰컴피앤피

펴낸곳 비타북스 | **발행처** (주)헬스조선 | **출판등록** 제2-4324호 2006년 1월 12일
주소 서울특별시 중구 세종대로 21길 30 | **전화** (02) 724-7664 | **팩스** (02) 722-9339
인스타그램 @vitabooks_official | **포스트** post.naver.com/vita_books | **블로그** blog.naver.com/vita_books

ISBN 979-11-5846-173-7 13510

비타북스는 독자 여러분의 책에 대한 아이디어와 원고 투고를 기다리고 있습니다.
책 출간을 원하시는 분은 이메일 vbook@chosun.com으로 간단한 개요와 취지, 연락처 등을 보내주세요.

비타북스는 건강한 몸과 아름다운 삶을 생각하는 (주)헬스조선의 출판 브랜드입니다.